更年期障害も代謝の低下も
自律神経の乱れも怖くない！

50歳からの
ついでヨガ

深堀真由美

大和書房

JN231824

座ってヨガ | 49

50歳からはヨガ

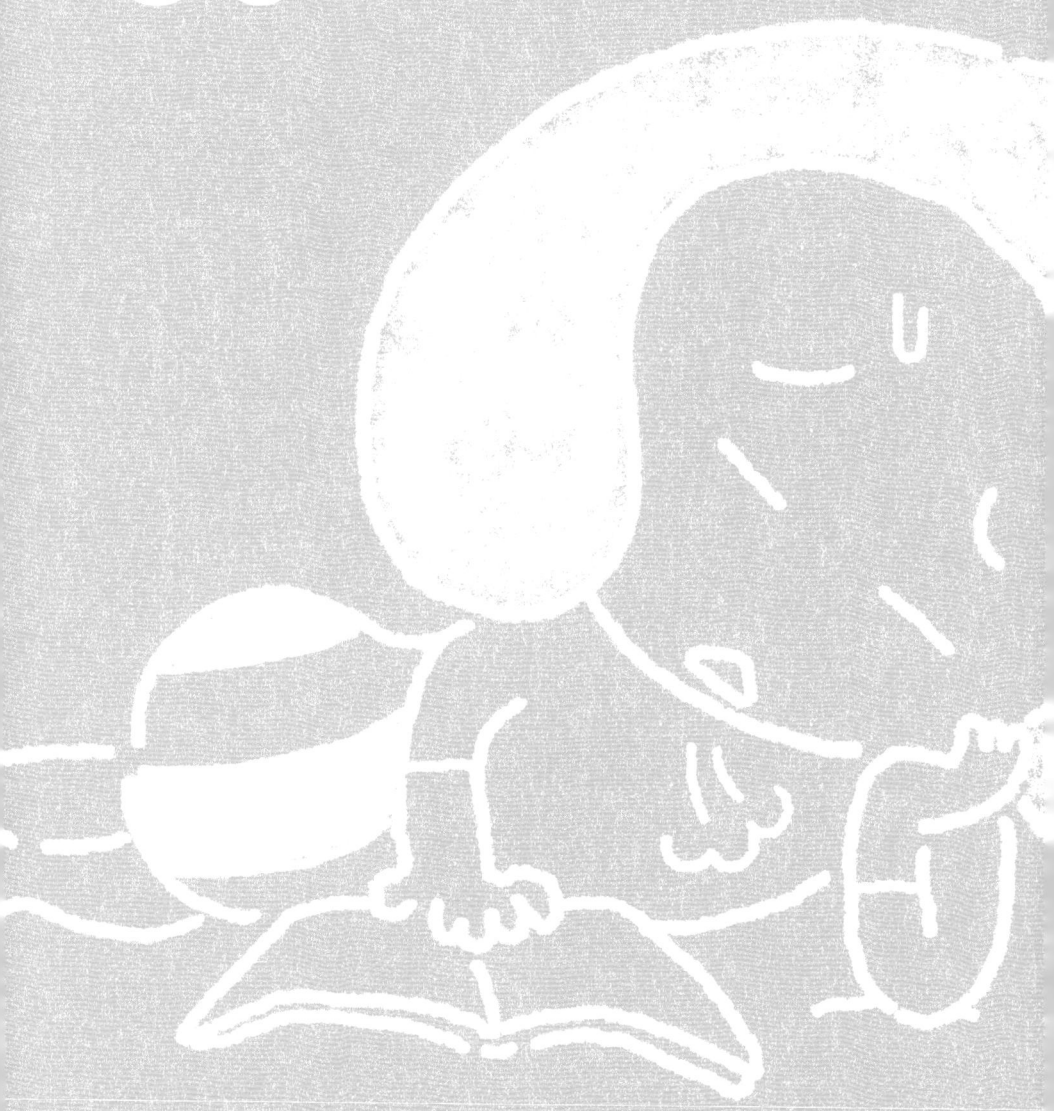

フィフ子（51）

50代の女は
なんとなくダルい

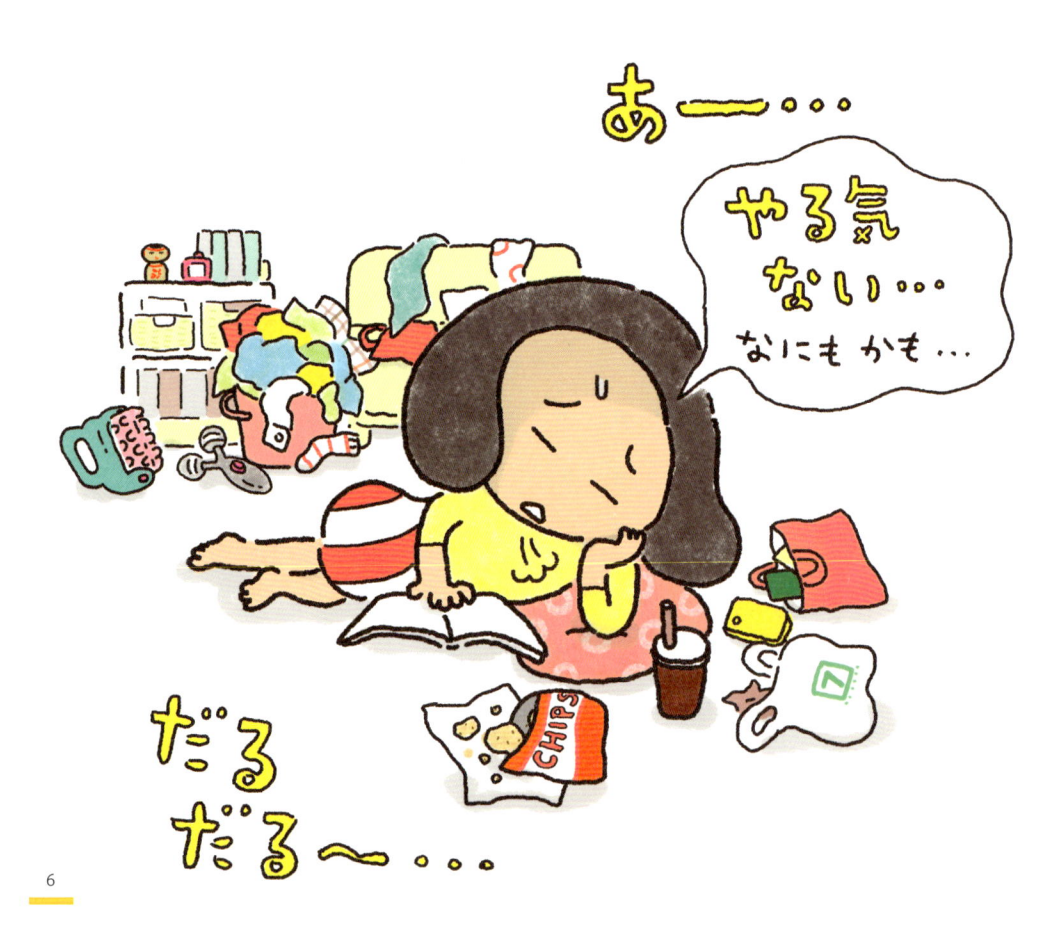

ハッと気づけば
え？　太ってる…？
これ、
垂れて下がってるの？
もしかして…

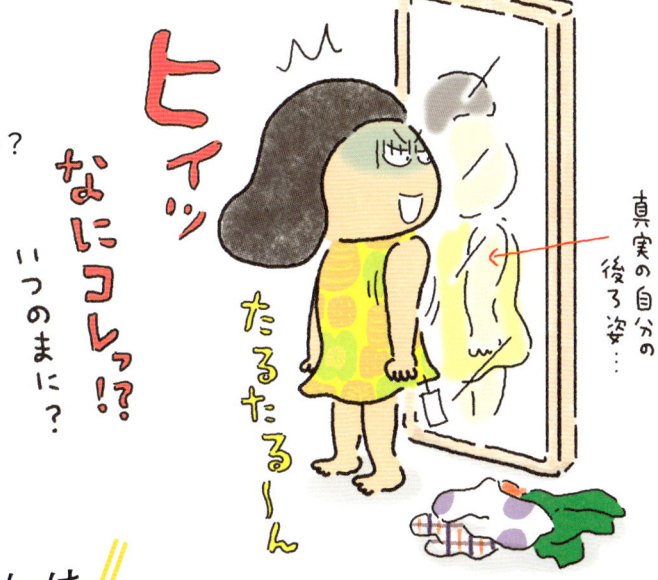

50代の女は
知らない間に太る

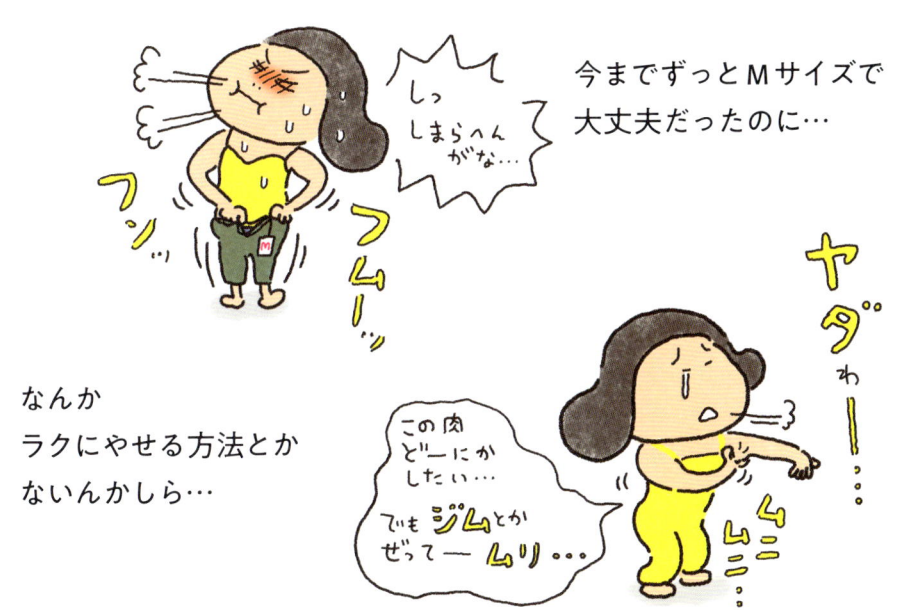

今までずっとMサイズで
大丈夫だったのに…

なんか
ラクにやせる方法とか
ないんかしら…

50歳だから

そんなときに
目についた一冊の本

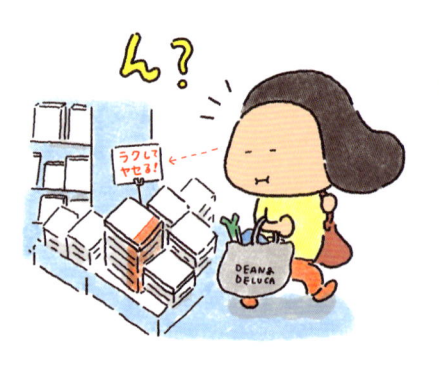

ん？

ラクして
ヤセる！

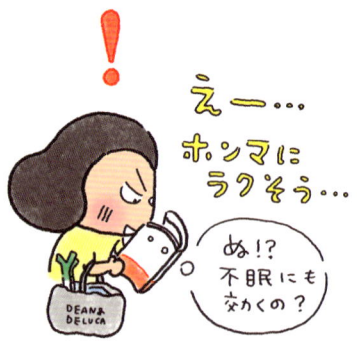

えー…
ホンマに
ラクそう…

ぬ!?
不眠にも
効くの？

これならわたしにも
できるかな…？

＼ **50**代の女は ＼
ラクする達人

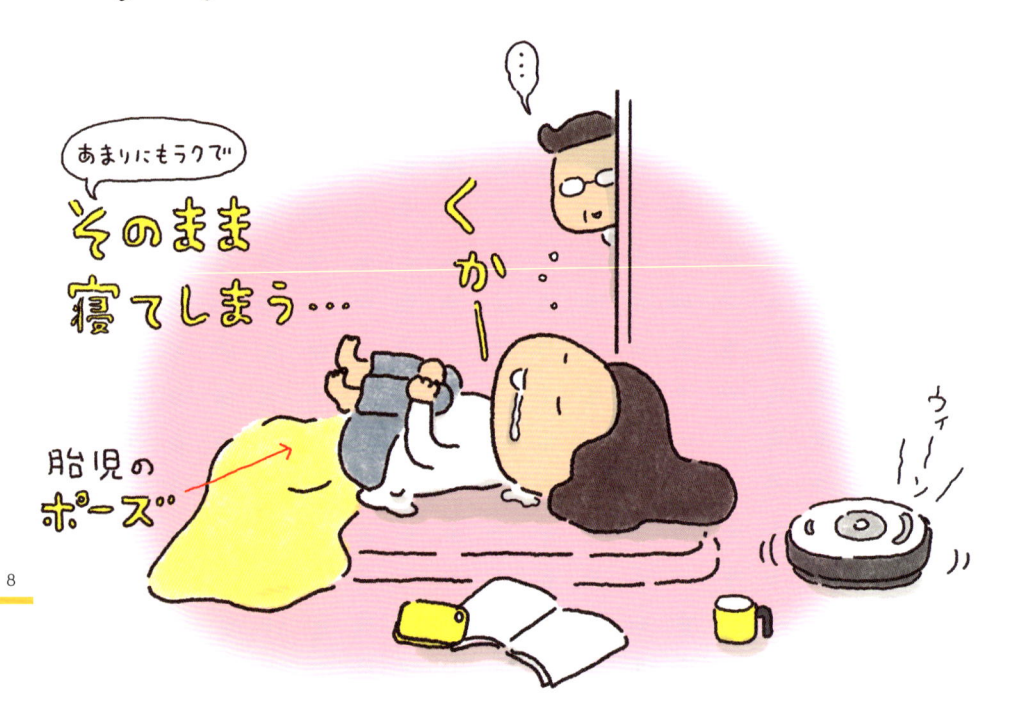

あまりにもラクで

そのまま
寝てしまう…

くかー

胎児の
ポーズ

ウィーン

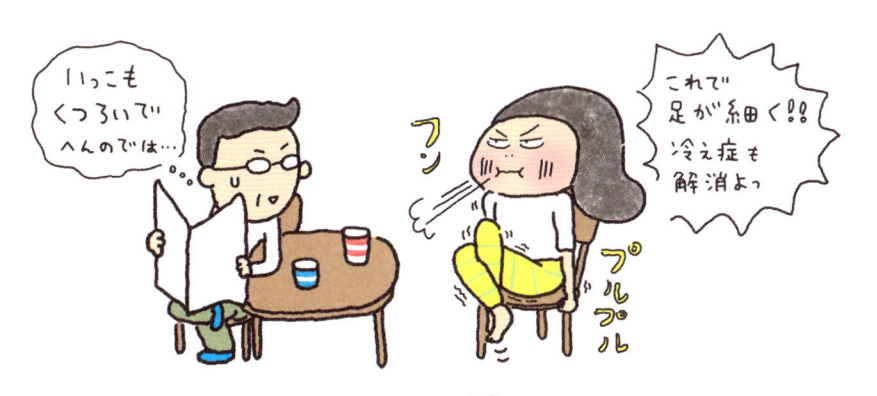

くつろぐついでにの**ポーズ**！！

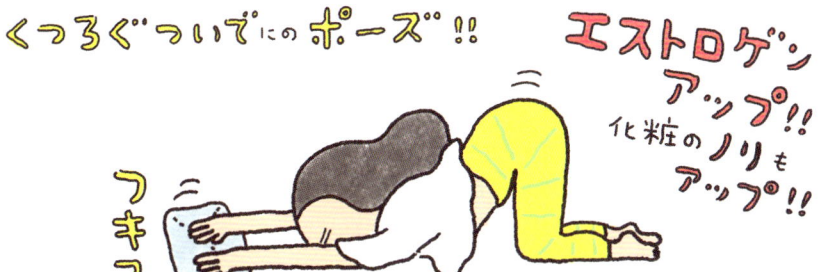

**エストロゲン
アップ！！**
化粧のノリも
アップ！！

ふきそうじの**ポーズ**！！

そうじの
ついでに…
まさに
一石二鳥
やん！！

50代の女は
ついでが得意

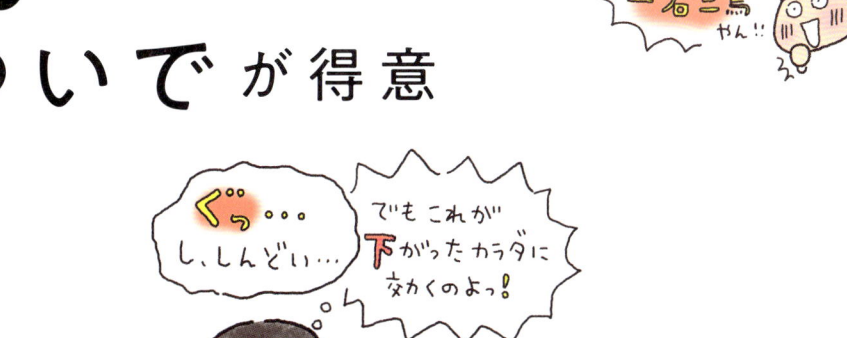

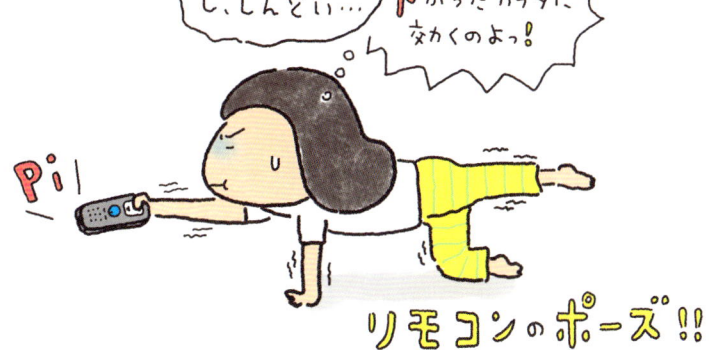

リモコンの**ポーズ**！！

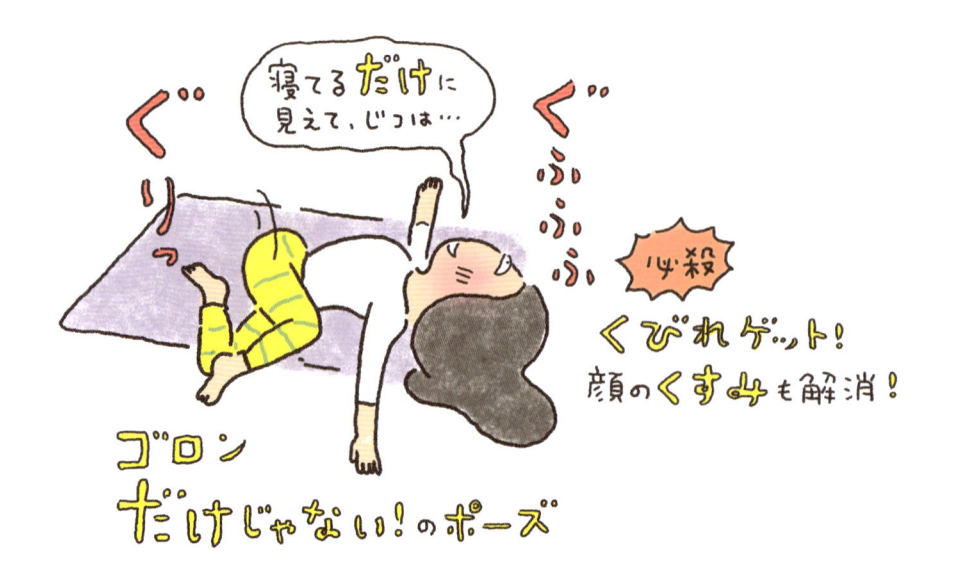

50代の女は
欲張り

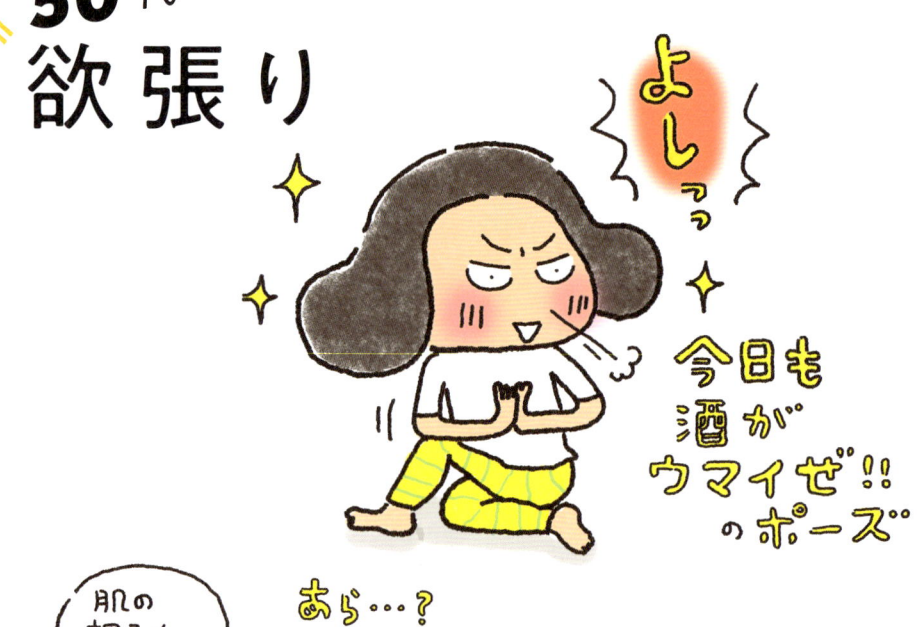

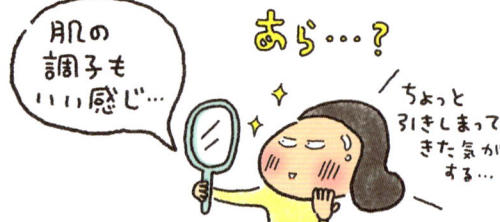

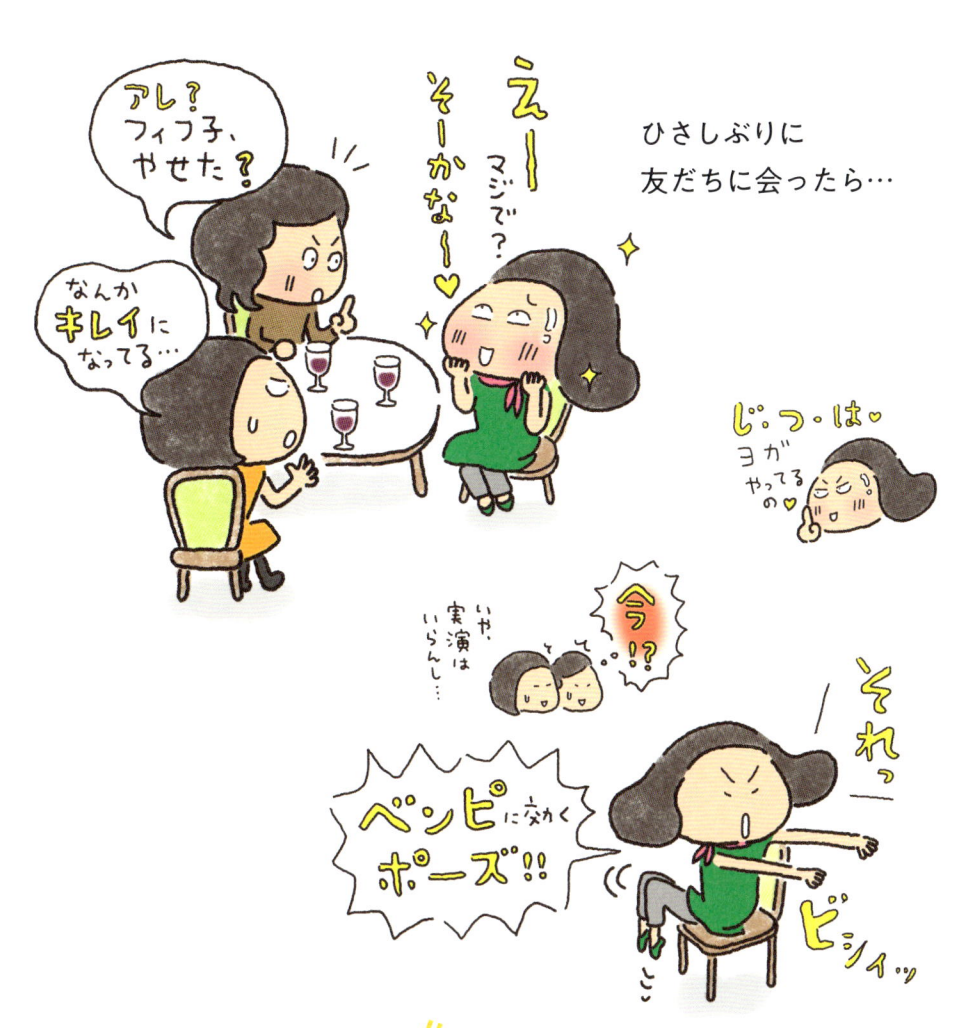

ひさしぶりに
友だちに会ったら…

50代の女は
人生を楽しめちゃう！

いつでも、どこでもできちゃうついでヨガ
これなら続けられそう…
Mサイズだって、カムバックよ！

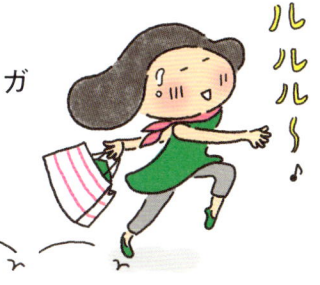

あなたにピッタリのポーズって？

初めてヨガをする人は、どんなポーズから始めればいいのか
分かりませんよね。タイプ別簡単チャートで
今のあなたにピッタリのポーズから始めてみましょう。

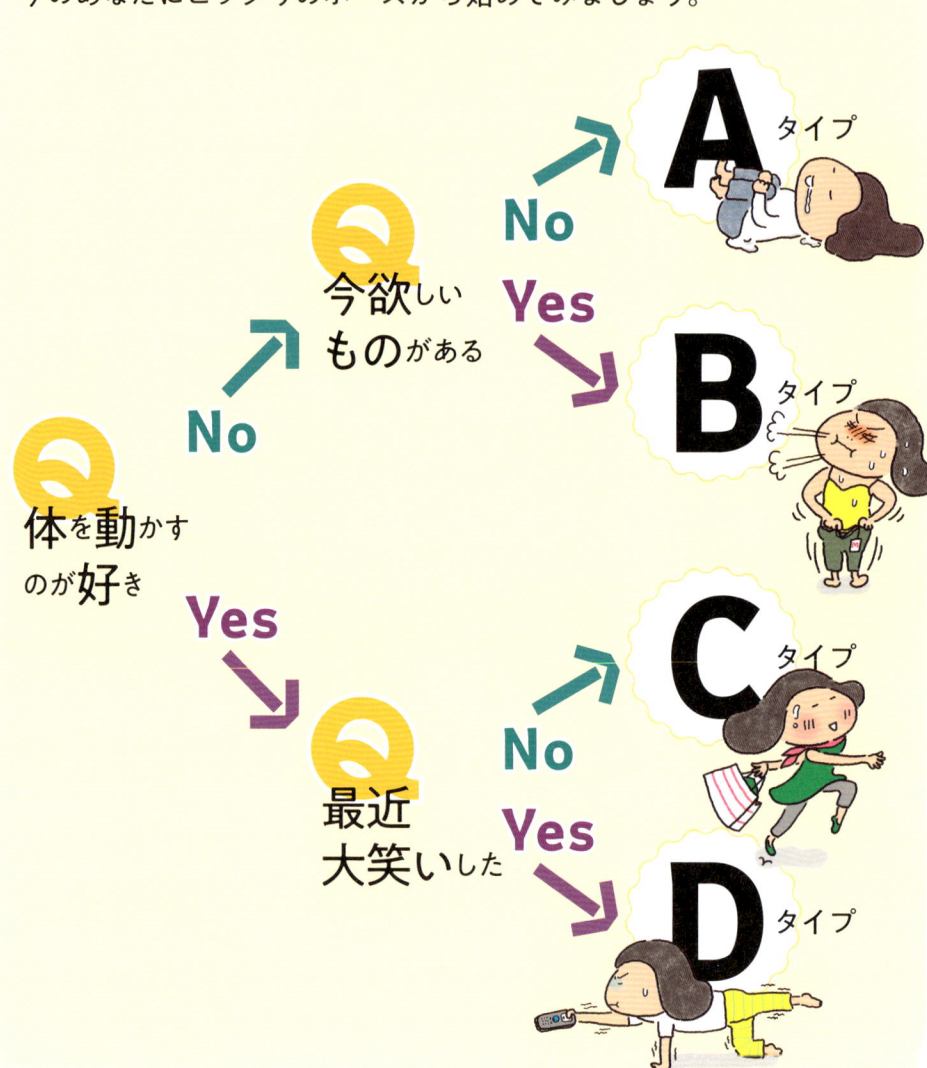

Q 体を動かすのが好き

No → **Q** 今欲しいものがある

No → **A** タイプ

Yes → **B** タイプ

Yes → **Q** 最近大笑いした

No → **C** タイプ

Yes → **D** タイプ

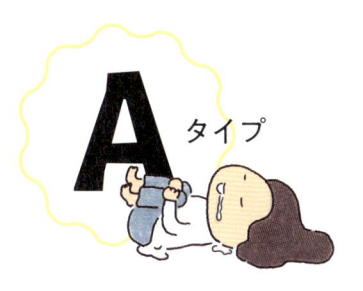

A タイプ

今必要なのは「癒し」!

お疲れモードMAXもしくは、筋金入りの面倒くさがり屋のあなたに必要なのは「アメとアメ」。とにかく「ハード」「努力」「忍耐」「やる気」とは無縁の癒しヨガのポーズから始めてみては? 朝晩、布団の中で「胎児のポーズ」と、立ったついでに伸び感覚でできる「月のポーズ」がおすすめ。

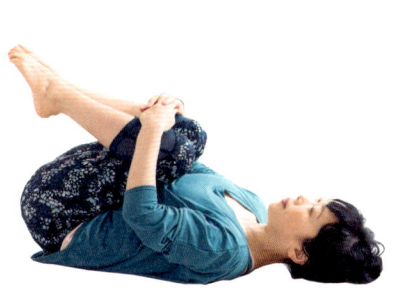

胎児のポーズ

不眠を解消して体を元気にする
→ P34

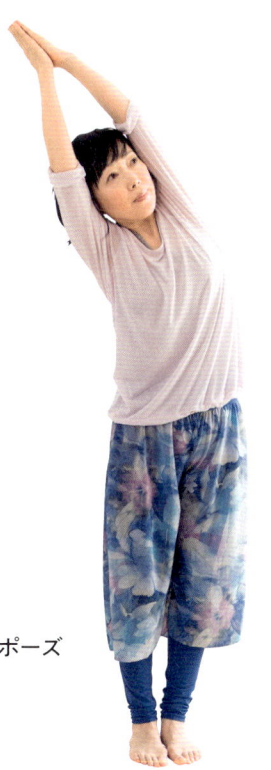

月のポーズ

どこでもできる肺強化ポーズ
→ P80

13

50歳だから

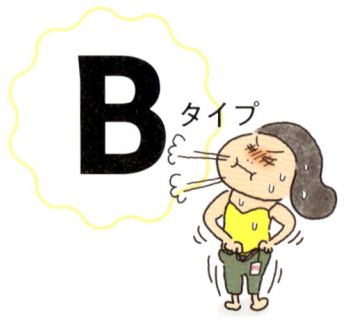

B タイプ 人生の岐路に立っています

このまま老いるか、自分の人生を輝かせるか？ まさに人生の岐路に立っている状況です。お手軽ポーズから始めることで、まだまだひと花もふた花も咲かせることができます。お手軽ポーズとやる気を起こすポーズで、一歩を踏み出してください。

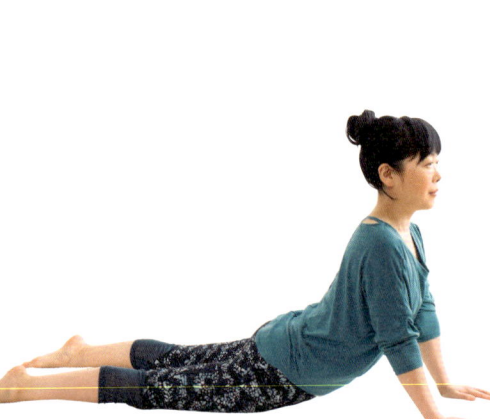

コブラのポーズ
自律神経を整えて気分をスッキリする
→ P42

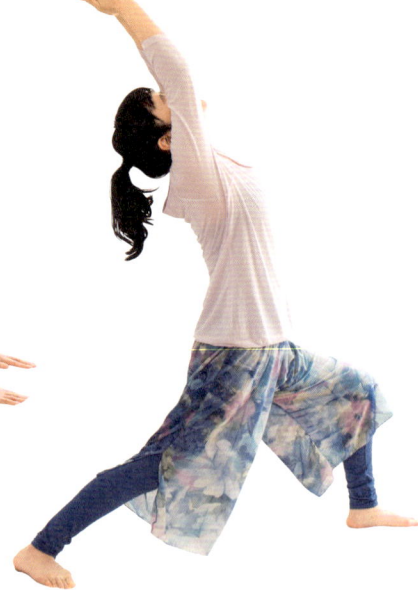

やさしい英雄のポーズ
力強いポーズで気力をアップする
→ P78

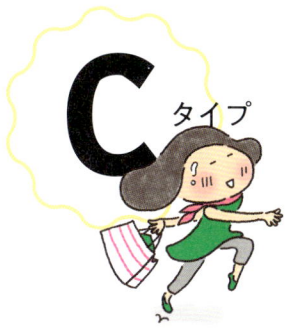

C タイプ

シェイプアップして 自分磨き

もともとのポテンシャルが高いあなた。でも、50代という女性のターニングポイントを迎え、今までのように無理がきかなくなった……。そんな体やメンタルの変化に少し戸惑っているのかもしれません。だからこそ美しさを手に入れるポーズで積極的に整えていきましょう！

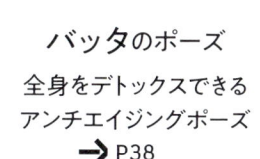

バッタのポーズ

全身をデトックスできる
アンチエイジングポーズ
➜ P38

サギのポーズ

足のむくみを解消して
美脚を目指す
➜ P50

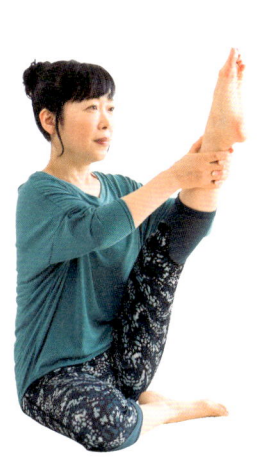

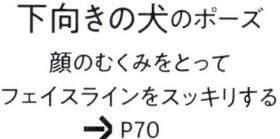

下向きの犬のポーズ

顔のむくみをとって
フェイスラインをスッキリする
➜ P70

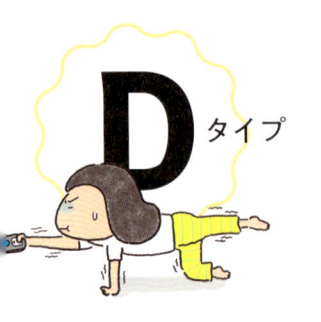

Dタイプ

やりたいポーズ
全部盛りで！

体も心も元気なあなた。興味のあるポーズからどんどんお試しを。深く考えることはありません。気持ちいい、楽しいと思うことを、感覚に任せて行ないましょう！

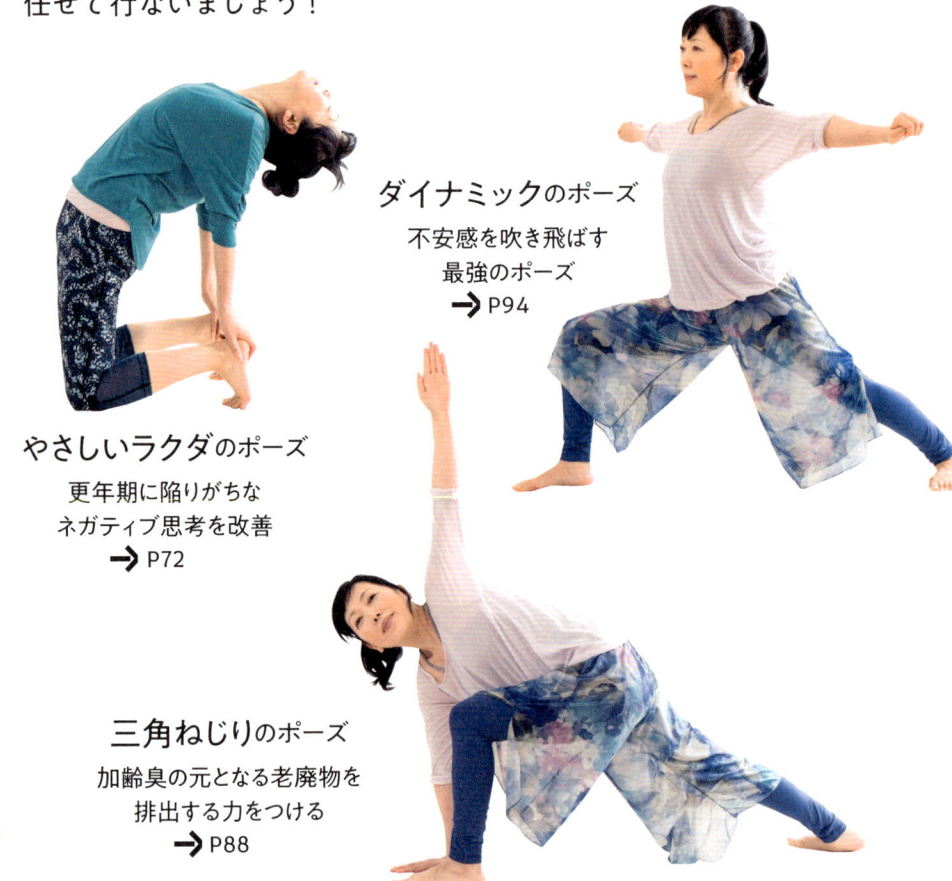

ダイナミックのポーズ
不安感を吹き飛ばす
最強のポーズ
➡ P94

やさしいラクダのポーズ
更年期に陥りがちな
ネガティブ思考を改善
➡ P72

三角ねじりのポーズ
加齢臭の元となる老廃物を
排出する力をつける
➡ P88

いろいろ整える

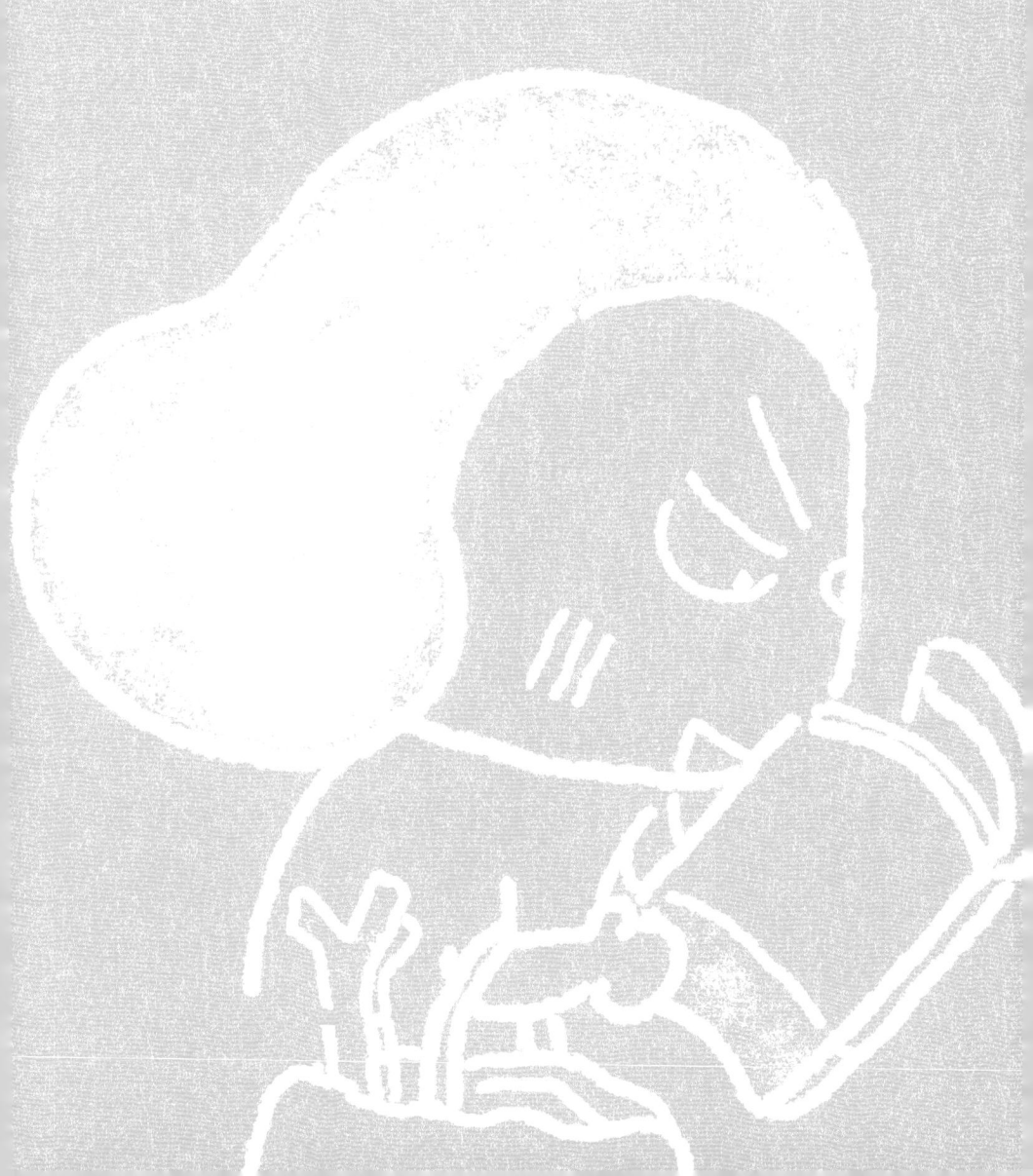

服装を整える

おしゃれは若返りの最高の秘薬かも♡

ヨガのウエアは締め付けがなく、動きやすい服装であればなんでもかまいません。

この本では血流やリンパの流れをよくするためのポーズを多く紹介しています。せっかくの流れを滞らせないためにも、ブラジャーやガードルなど締め付けの強いものは避けましょう。

おすすめはスパッツやレギンスのような体にフィットしたボトムスと、裾が締まったトップスの組み合わせです。

最初は体のラインを出すことに抵抗があるかもしれませんが、ひざの角度や体側の伸びなどを目で見て確認できるので、正しいポーズが身に付きやすくなります。さらに、ぽっこりお腹がスッキリするなど効果が目で見えると、自分に自信がついて、精神的にも前向きになります。

また、ヨガは呼吸で代謝を上げるので、意外と汗をかきます。吸水性がよい素材を選ぶと快適にヨガが楽しめます。

形から入るという人は、あえて普段身につけないような色やデザインのヨガウエアを身につけて行なうのも、気分転換になっていいかもしれません。自分に合ったスタイルを見つけて、ヨガを楽しみましょう。

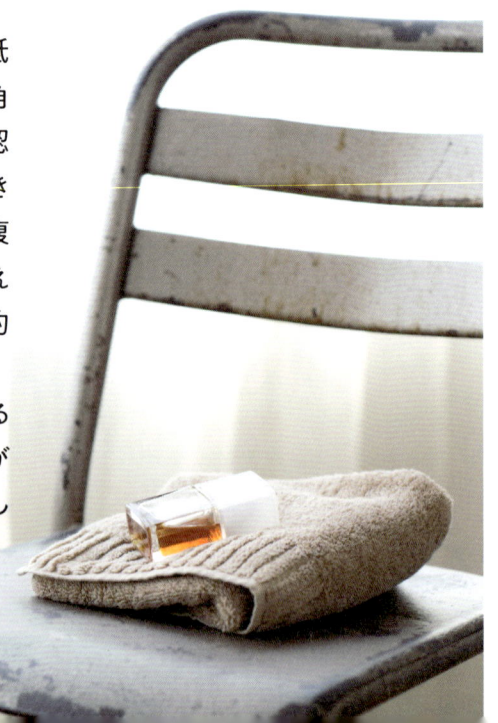

場所を整える

バスタオル1枚分と
きれいな空気

ヨガは特別な道具を使わないので、ポーズがとれるスペースがあれば、どこでもできます。ただ、フローリングなど硬い床の上で行なう時は、ヨガマットがあったほうがより安全に、快適に行なえます。ヨガマットがない時は、絨毯や畳など、お尻やひざをついても痛くない場所で、バスタオルやラグなどを敷いて行ないましょう。

体や心をリラックスさせて行ないたいので、スマホは手放し、テレビやラジオの電源は切ります。窓を開けて空気を入れ換え、空間を浄化させ、自然音などのヒーリングミュージックを流しながら行なうなど、自分が落ち着ける雰囲気を作ることも大切です。

自分の姿をこまめにチェックできる鏡があると、自分の知らないクセや体の左右差を知ることができ、ポーズを正確にとるのにとても便利です。

自分の感覚と実際のズレを確認することで、今の体の状態を正確に把握することができます。姿見を使ってアーサナ（ポーズ）をチェックしながら行なうとさらに効果がアップし、スタイルも早くよくなります。

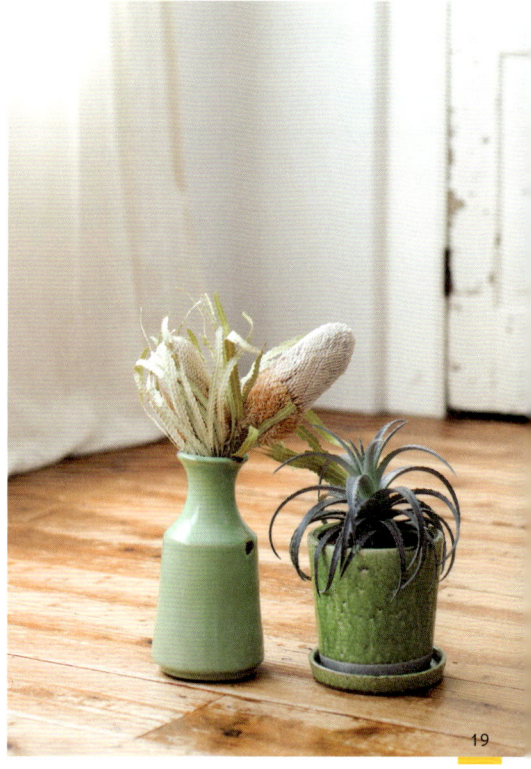

整
_{える}

心 を整える

仕事も家庭も手放し、「今」に集中する

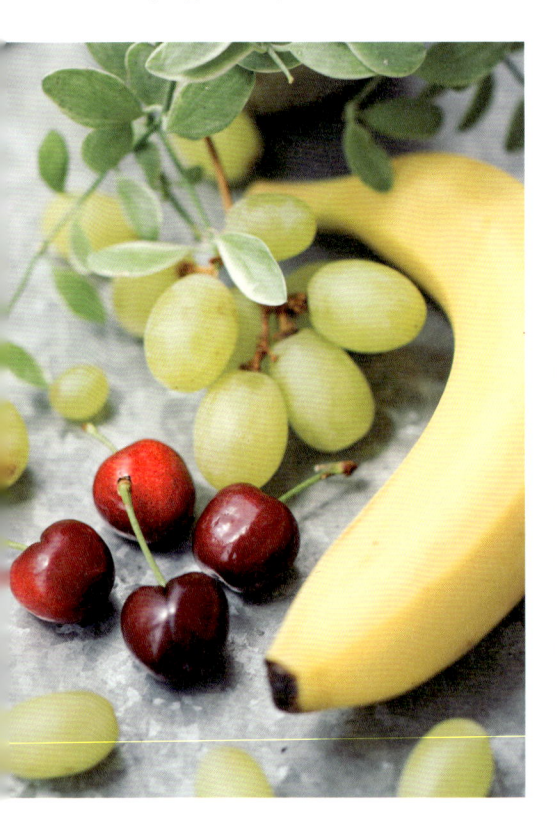

　服装も場所も整いました。次は心です。

　目に見えない悩み事や将来への不安、目の前に広がる散らかった部屋、片付けなければいけない洗い物……そういったものをいったん忘れてしまいましょう。メールの返信も片づけも後回し。ヨガの後のスッキリした頭で、優先順位をつけてパパッとやればいいや、と気持ちを切り替えて、目の前のヨガの時間に集中します。

　簡単に気持ちを切り替えられない時は、脳をだますのもひとつの手です。とりあえず目を閉じて、微笑んでみましょう。口角を上げるだけでもOK。気持ちが明るくなって、気分転換がしやすくなります。

　ひとつのことに集中することで、今までとは違った考え方ができるようになるのも、ヨガの魅力。まず、目の前のヨガの時間に集中して、過去の自分のこだわりから自由になりましょう。

呼吸を整える

インナーマッスル横隔膜を動かし、代謝アップも

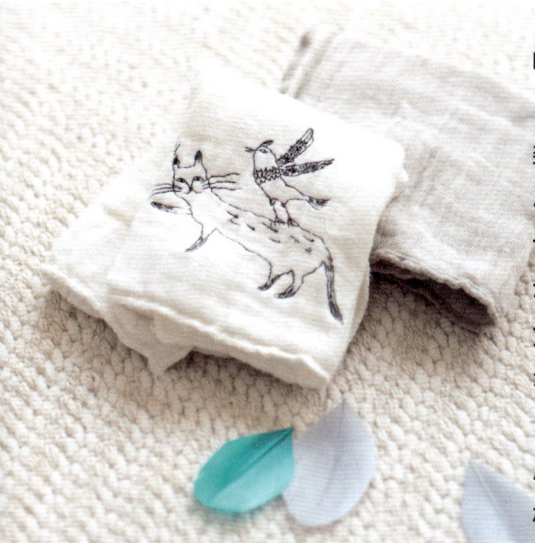

息を吸うと肺が膨らみ、息を吐くと肺が縮まります。でも、実は肺自体が動いているわけではありません。肺の周りの肋間筋と横隔膜が収縮して、胸郭を広げたり縮めたりすることによって肺が動いているのです。

今の生活習慣では前屈みの姿勢になることが多く、背中を丸めがちです。猫背はスタイルを悪く見せるだけでなく、肋骨を閉じ、周りの筋肉の動きを封じてしまいます。すると自然に呼吸が浅くなります。

ヨガでは胸を開くポーズで肋骨を柔軟に動かし、丹田呼吸（22ページ）によって横隔膜を上下させます。この2つの効果によって、肺が大きく広げられるようになり、たくさんの新鮮な空気を体に取り込むことができるようになります。

深い呼吸の効果は様々ですが、なんといってもインナーマッスルである横隔膜を呼吸のたびに上下させることで代謝アップにつながります。実はこの横隔膜はインナーマッスルの中でもかなり大きな筋肉なので、深い呼吸によって動かせば動かすほど消費カロリーも代謝もアップするのです。そういう意味で、新陳代謝が低下してきた50代には最高の呼吸法といえます。

ヨガで深い呼吸ができる体と、正しく筋肉を動かすための呼吸法を身につけましょう。

整
える

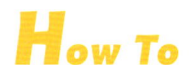

丹田呼吸

風船のようにお腹を膨らませる

ヨガで行なうのは丹田呼吸です。丹田とは『臍下三寸』と言われる場所で、おへそから9センチほど下の、下腹の内部にあります。ここは、人間の生命エネルギーが宿っている重要なポイントとされていて、ここを意識しながら腹式呼吸を行なうのが丹田呼吸です。ヨガを行なう時だけでなく、寝る前や起きた時、ストレスを感じた時に取り入れて、心身ともに強い体を作りましょう。

〈丹田の見つけ方〉
両手で三角を作り、親指をへそに当てた時の人差し指の奥。

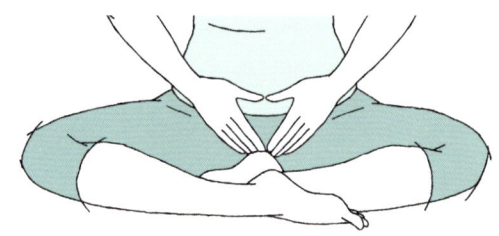

〈やり方〉
腹筋の力で空気を押し出し、下腹をへこませながら鼻から息を吐く。お腹を膨らませながら息を吸う。これを繰り返す。

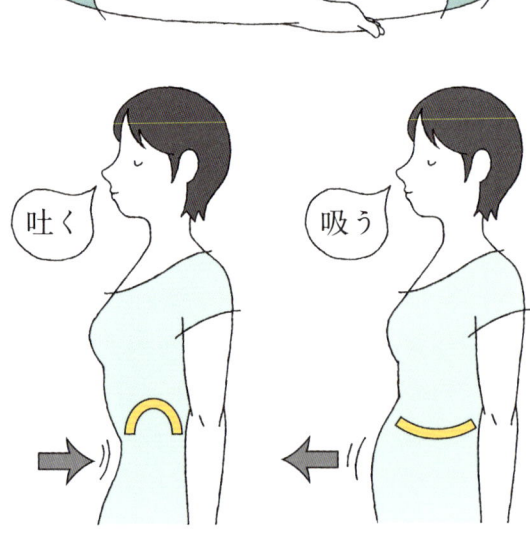

ポーズ中の呼吸

「完成ポーズで5呼吸」が効く！

ヨガではポーズをとる時に、体の動きに合わせて呼吸することで、よりしなやかに体を使うことができます。そして、ポーズが完成してからの丹田呼吸がヨガの神髄。息を吐くことで筋肉がゆるみ、ポーズの刺激が体の奥に浸透していきます。丹田から毒素を吐き出すように吐き切り、新しい酸素・エネルギーを吸い込むイメージで行ないましょう。

この本で紹介するヨガは完成ポーズで5呼吸をおすすめしています。よりポーズを深め、全身にエネルギーを巡らせる、とっておきの秘訣です。

〈やり方〉

2 息を「吐き」ながらポーズを完成させる

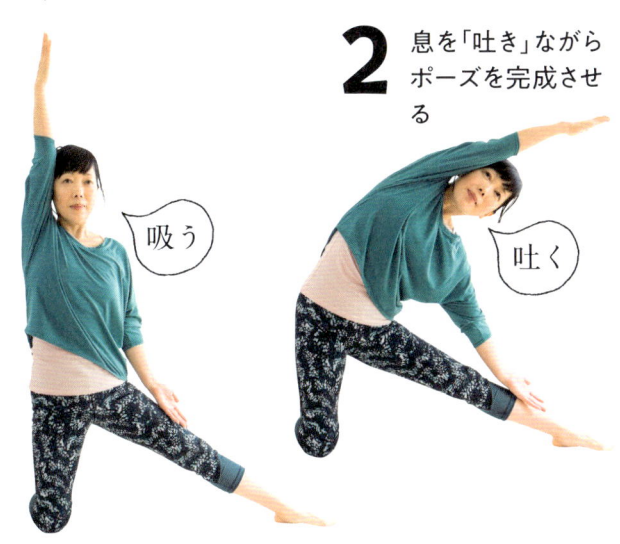

吸う

吐く

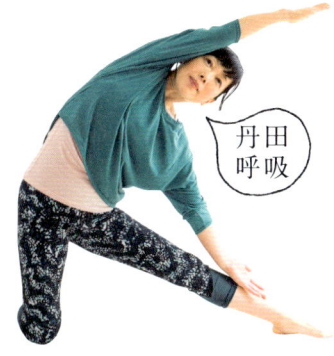

丹田呼吸

1 一度、息をすべて吐き出し、息を「吸い」ながら、ポーズをとる準備をする。

3 完成ポーズをキープしたままで丹田呼吸を5呼吸

ヨガの基本姿勢

安楽坐（スカ・アーサナ）

文字の通りおだやかでラクな坐法（ざほう）で、あぐらと同じ座り方です。姿勢が安定しない時は、お尻やひざの下にタオルなどを敷いて調節しましょう。足の前後はどちらでもかまいません。たまに入れ替えて行なうと左右差の調整ができます。

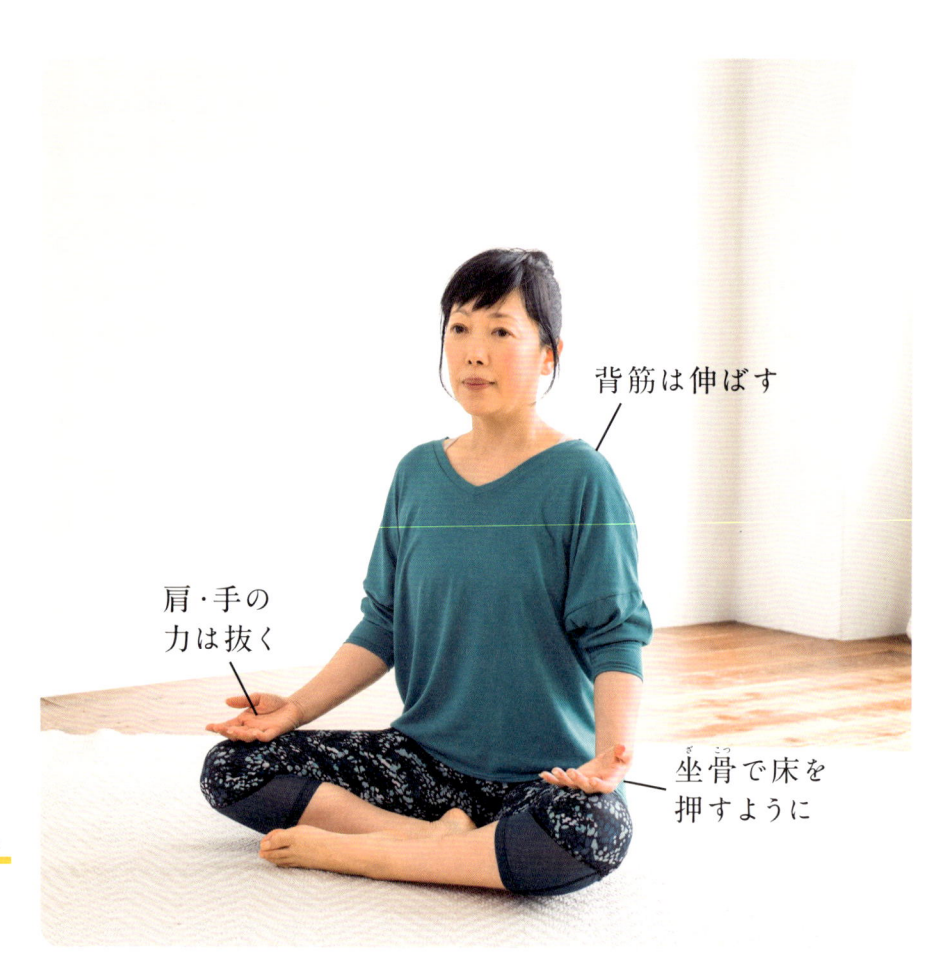

背筋は伸ばす

肩・手の
力は抜く

坐骨（ざこつ）で床を
押すように

ポーズの前後に行なう4つの基本姿勢は、呼吸が気持ちよく行なえる理想の姿勢です。ヨガの基本であり、もっとも手軽にできるポーズなので、体や心の不調を感じた時は、この姿勢で丹田呼吸を行なって心身をリラックスさせましょう。

正座（ヴァジラ・アーサナ）

日本人には馴染みの深い正座で、太ももをダイヤモンドのように硬くするため金剛坐とも呼ばれる座り方です。注意点は親指を重ねないこと。重ねることで微妙な左右のずれを引き起こします。

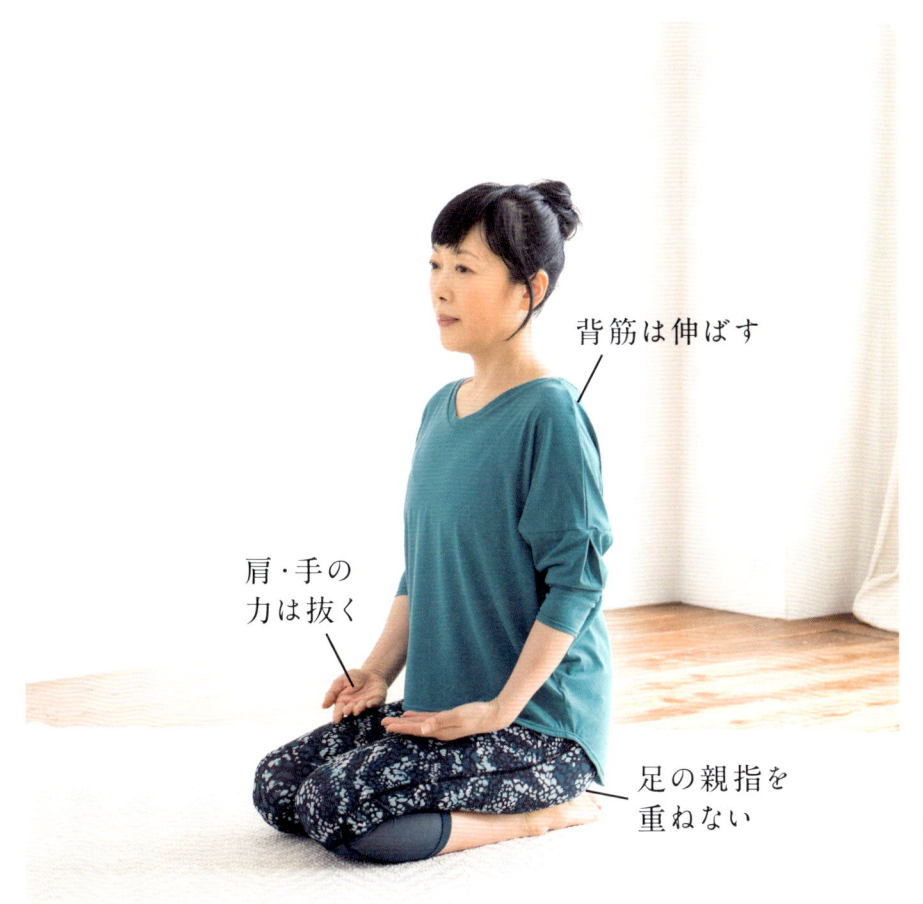

背筋は伸ばす

肩・手の
力は抜く

足の親指を
重ねない

整
える

長座 （ダンダ・アーサナ）

両足を前に伸ばし、上半身をまっすぐに立てる座り方です。杖や棒をイメージして、背筋や伸ばした足をまっすぐ伸ばすことを意識しましょう。腰からふくらぎにかけて硬い人には意外と難しいポーズです。ひざを曲げてもいいので、骨盤をしっかり立てることから意識して。

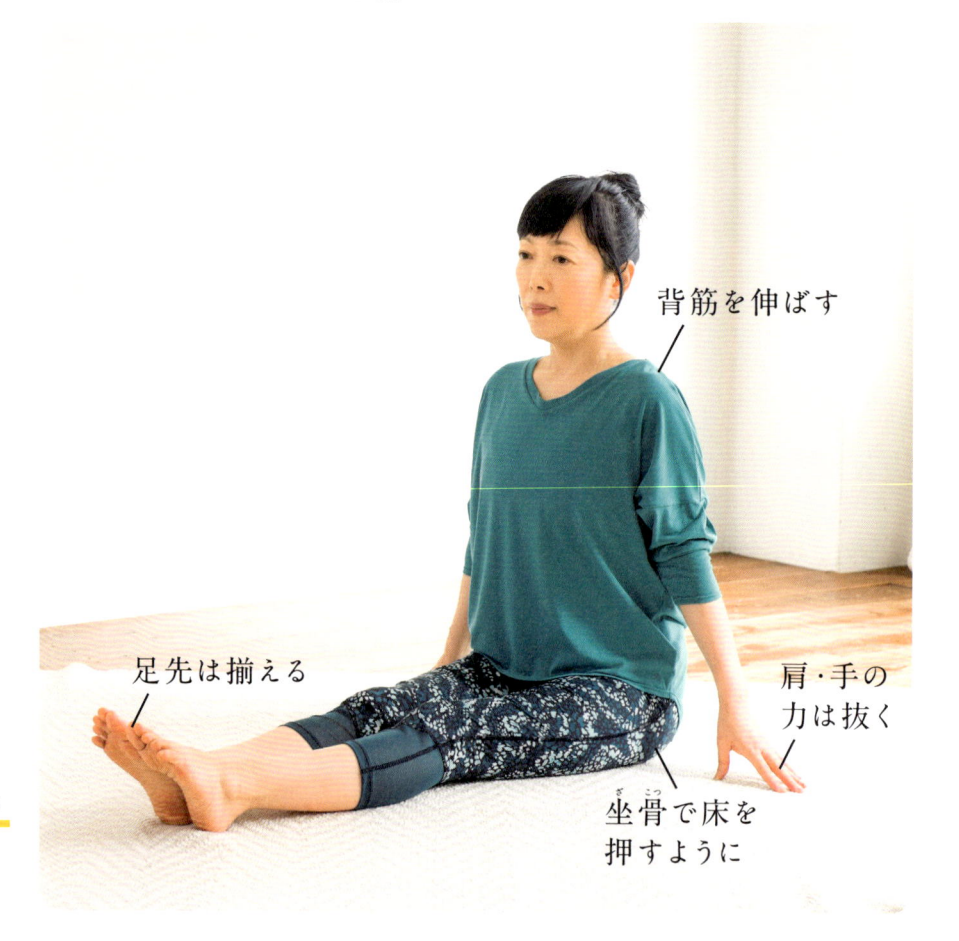

背筋を伸ばす

足先は揃える

肩・手の力は抜く

坐骨で床を押すように

山のポーズ（ターダ・アーサナ）

安定してまっすぐ立つポーズです。このポーズを1分間キープするだけで姿勢が整えられる、もっとも手軽な姿勢調整のポーズです。足でしっかり大地を踏みしめ、頭頂はまっすぐ天へと伸ばし、宇宙と大地に繋がるイメージで立ちます。

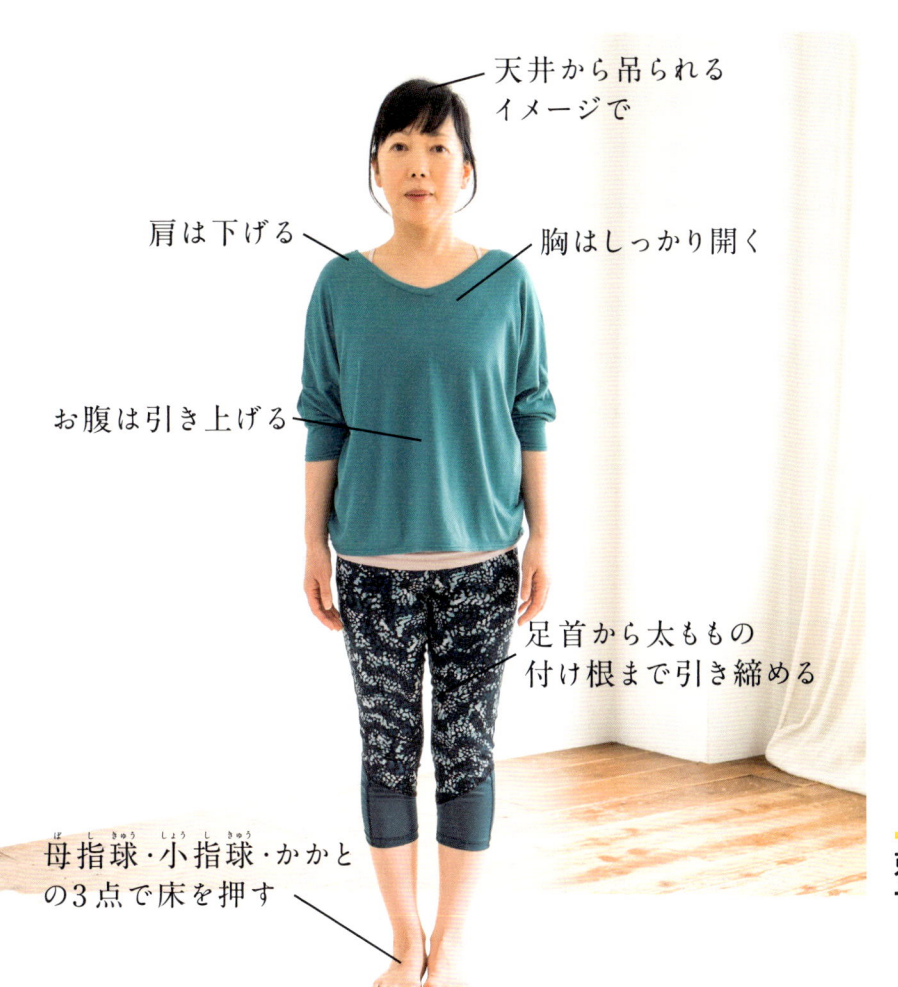

天井から吊られるイメージで

肩は下げる

胸はしっかり開く

お腹は引き上げる

足首から太ももの付け根まで引き締める

母指球（ぼしきゅう）・小指球（しょうしきゅう）・かかとの3点で床を押す

整
える

やすらぎのポーズ

仰向け

やすらぎのポーズの基本で、すべてのポーズの前後に適しています。脱力の感覚をもっとも得やすいポーズなので、足先、足首、ふくらはぎ……と順に力を抜き、頭の先まで各パーツをていねいにゆるめていきましょう。自然呼吸を繰り返してリラックスします。

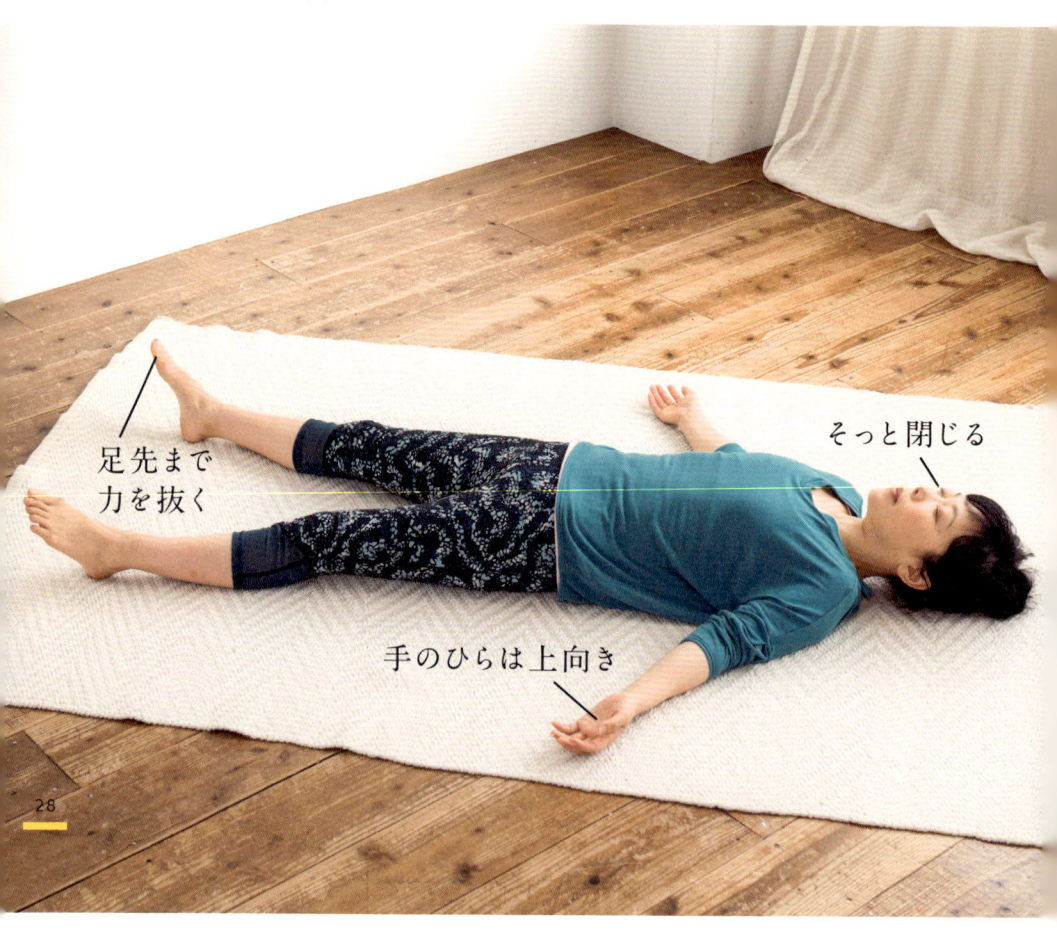

足先まで
力を抜く

そっと閉じる

手のひらは上向き

ヨガでは、ポーズをとってこわばった筋肉や関節をほぐした後、滞った血液や老廃物を流し、体や心が落ち着いてエネルギーが満ちてくるのを待つ、やすらぎの時間をとります。ゆったりとした穏やかな気持ちで行ないましょう。

正 座

頭を下にするポーズのあとのやすらぎのポーズです。脱力した体の重みを感じながら、次第に床に沈み込んでいくようなイメージで行ないましょう。正座の姿勢からおでこを床に置き、両ひじを曲げて顔の横の床に。目を閉じてゆっくり自然な呼吸を繰り返します。

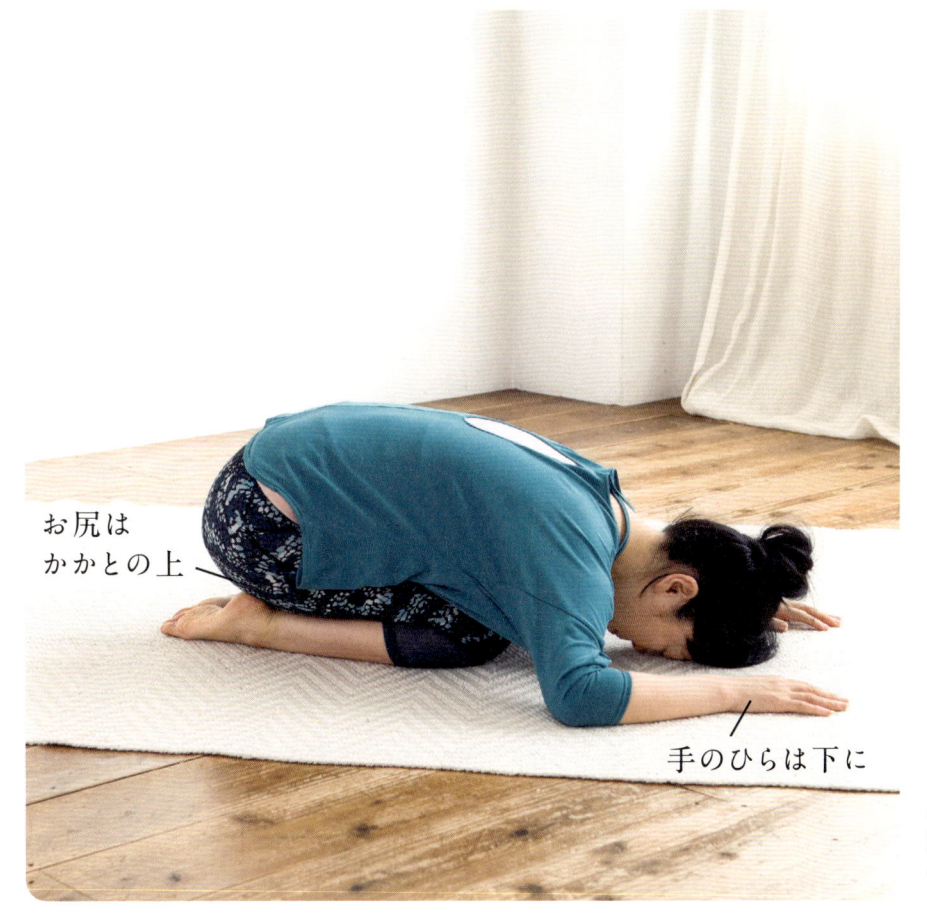

お尻は
かかとの上

手のひらは下に

整
える

うつ伏せ

うつ伏せのポーズのあとに適したやすらぎのポーズです。息を吐くごとに全身が大地と同化するようなイメージで行ないましょう。うつ伏せから手は斜めに伸ばし、手のひらを上にして、頬を横に向けてもいいでしょう。目を閉じてゆっくり自然な呼吸を繰り返します。

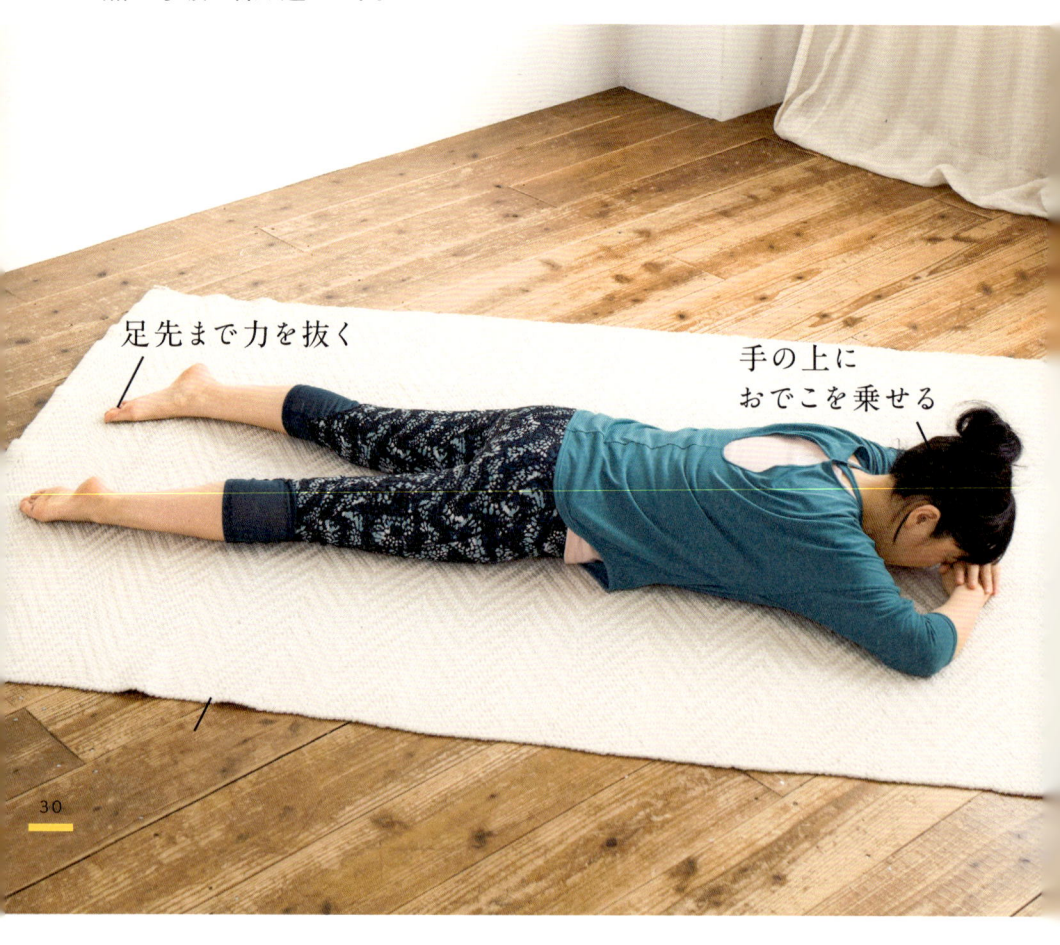

足先まで力を抜く

手の上に
おでこを乗せる

寝ながらヨガ

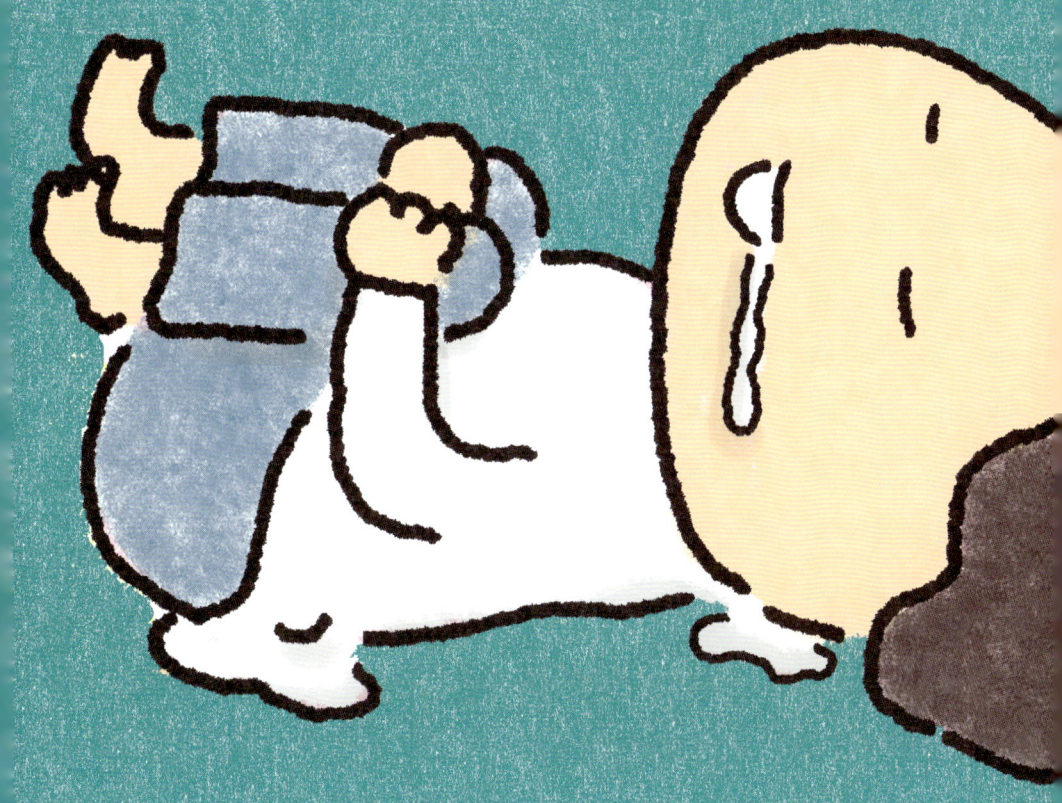

ゴロンと寝るだけ
足の重さでくびれ

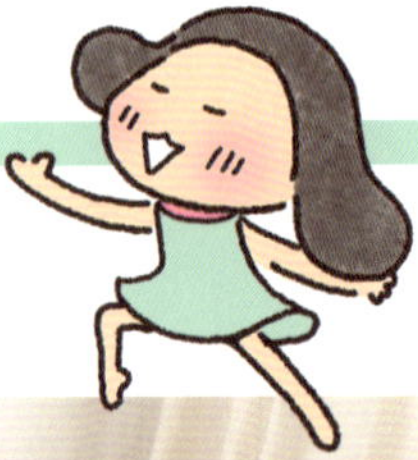

寝ころんだついでに **ワニ** のポーズ

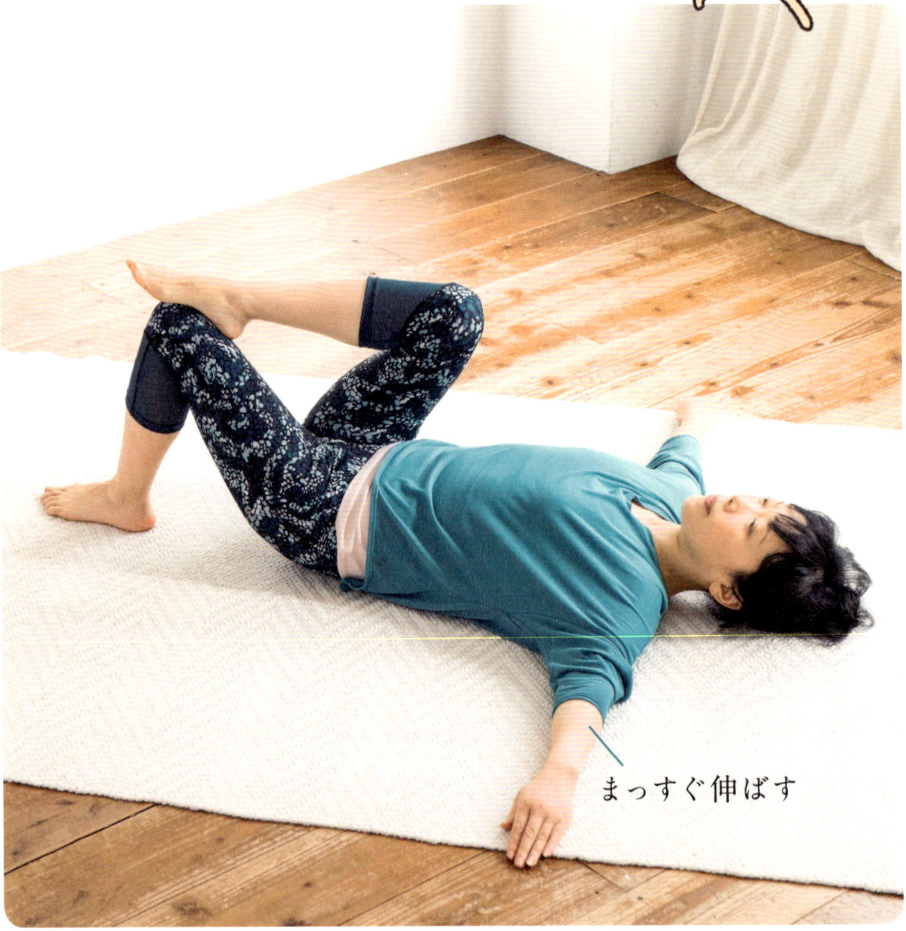

まっすぐ伸ばす

1 仰向けから両足を揃えてひざを立て、右足を左足のひざの上に乗せる。両手は手のひらを下に向け、肩の高さにまっすぐ伸ばして息を吐く。

年齢とともに出てくるお腹。気にはなるけれど筋トレみたいにハードな運動はしたくありませんよね。寝ながら自分の足の重さで腹筋を鍛えられるワニのポーズで、くびれたウエストを目指しましょう！

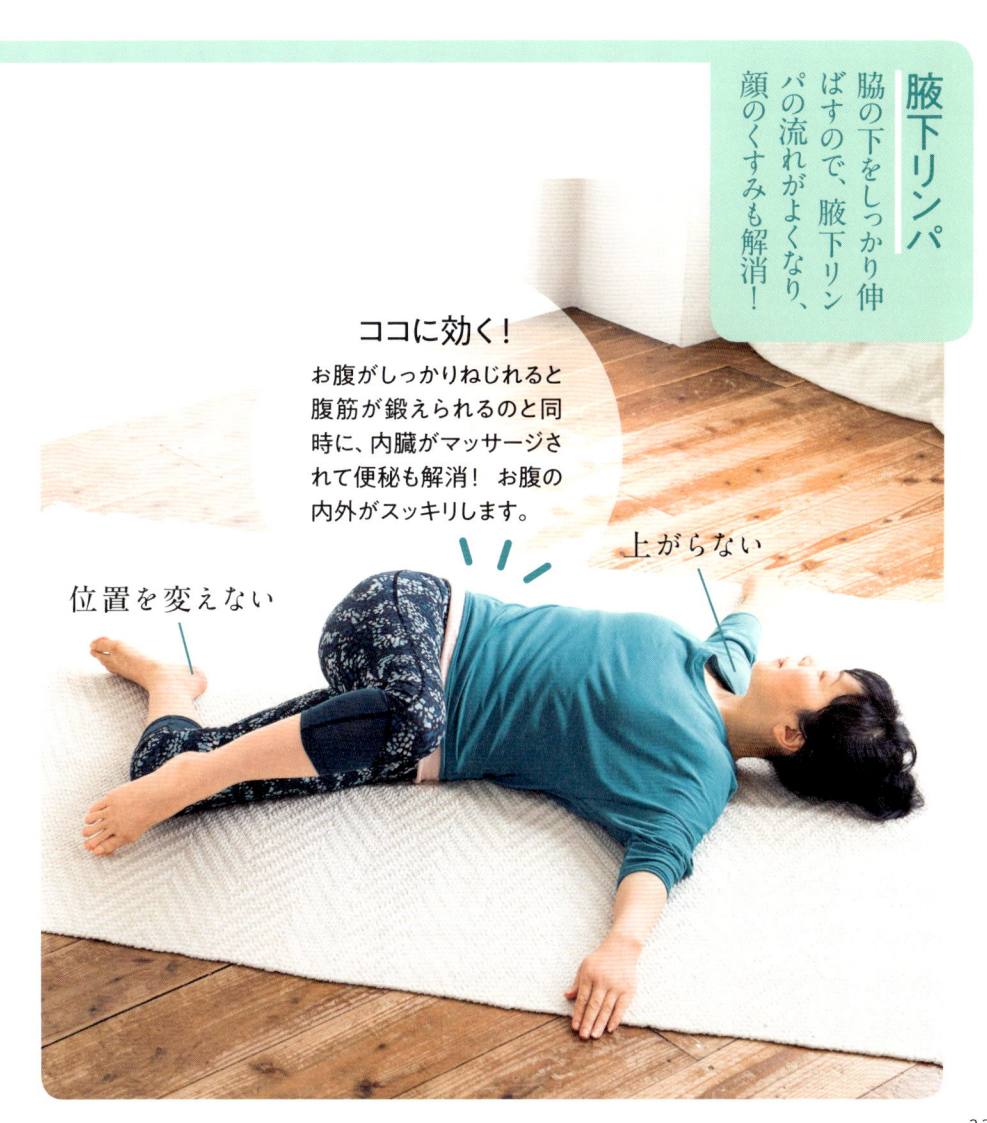

腋下リンパ

脇の下をしっかり伸ばすので、腋下リンパの流れがよくなり、顔のくすみも解消！

ココに効く！

お腹がしっかりねじれると腹筋が鍛えられるのと同時に、内臓がマッサージされて便秘も解消！ お腹の内外がスッキリします。

上がらない

位置を変えない

2 息を吸いながら指先を遠くへ伸ばし、息を吐きながら足を左に倒し、顔は右に向けて5呼吸キープ。反対側も同様に。

寝る前の魔法のポーズで
赤ちゃんみたいにぐっすり快眠

布団に入ったついでに **胎児** のポーズ

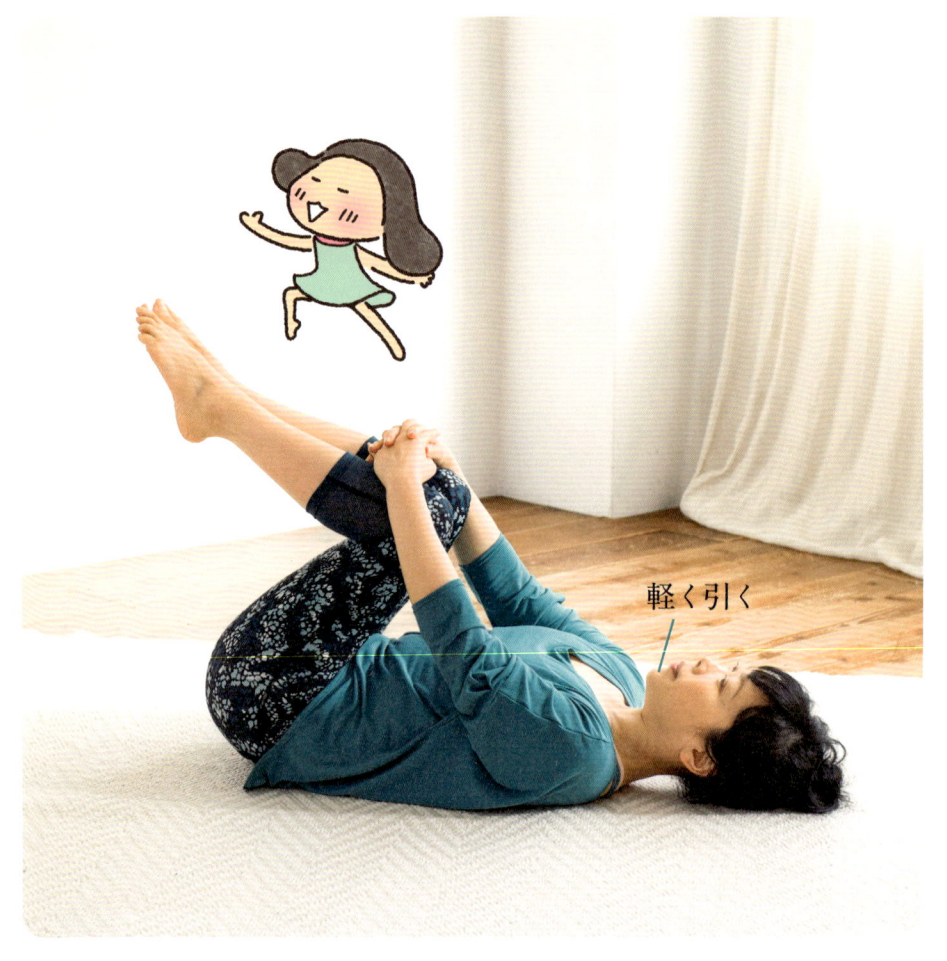

軽く引く

1 仰向けからお腹の前で手を組み、息を吐く。息を吸いな
がら両足を曲げてひざを抱え、背骨全体を床に付けるよ
うにし、あごは軽く引く。

この年代の睡眠不足はお肌だけでなく、健康面、精神面に大きなダメージを与えます。自律神経に作用しリラックス効果が得られ、質の高い睡眠がとれるこのポーズを毎晩の習慣に！

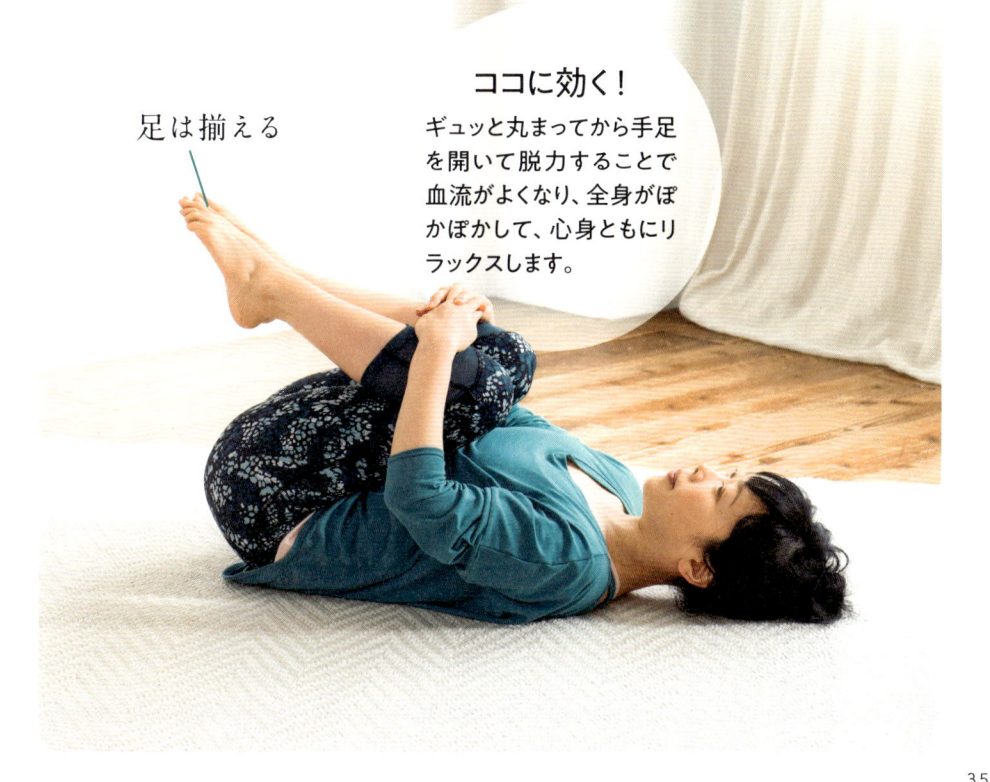

内臓は
冷えている
お腹を心地よく圧迫して内臓をマッサージするので、内臓の冷えや疲れが改善します。

ココに効く！
ギュッと丸まってから手足を開いて脱力することで血流がよくなり、全身がぽかぽかして、心身ともにリラックスします。

足は揃える

2

息を吐きながら両太ももでお腹を押すようにしながらひざを胸に引き寄せ、5呼吸キープ。

更年期で上下しやすい血圧は血管を柔軟にして安定させる

起き上がるついでに **片足引き寄せ** のポーズ

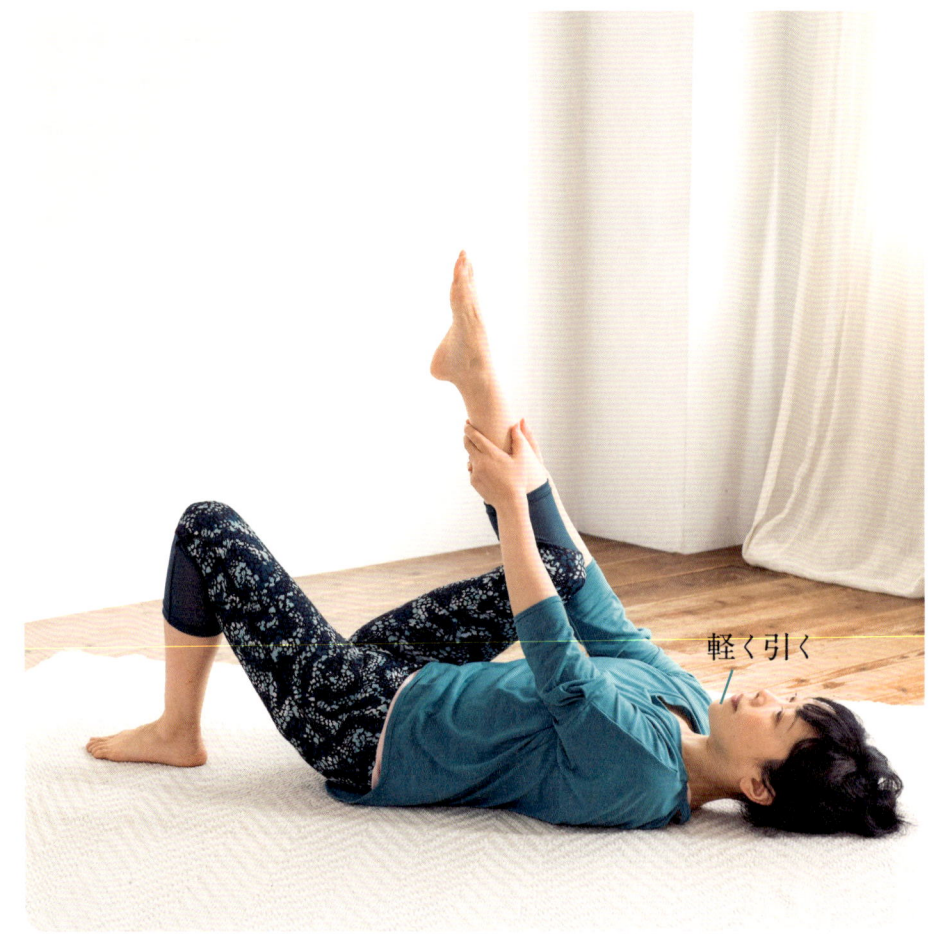

軽く引く

1 仰向けから両ひざを立てて息を吐く。息を吸いながら右足を上げ、両手で足首のあたりを持つ。

エストロゲンの減少によって血管の柔軟性が低下するこの年代の女性は、急に高血圧になるなど、血圧が不安定になりがちです。滞りやすい下半身の血流をアップして全身の血液循環をよくして、血管をケアしましょう。

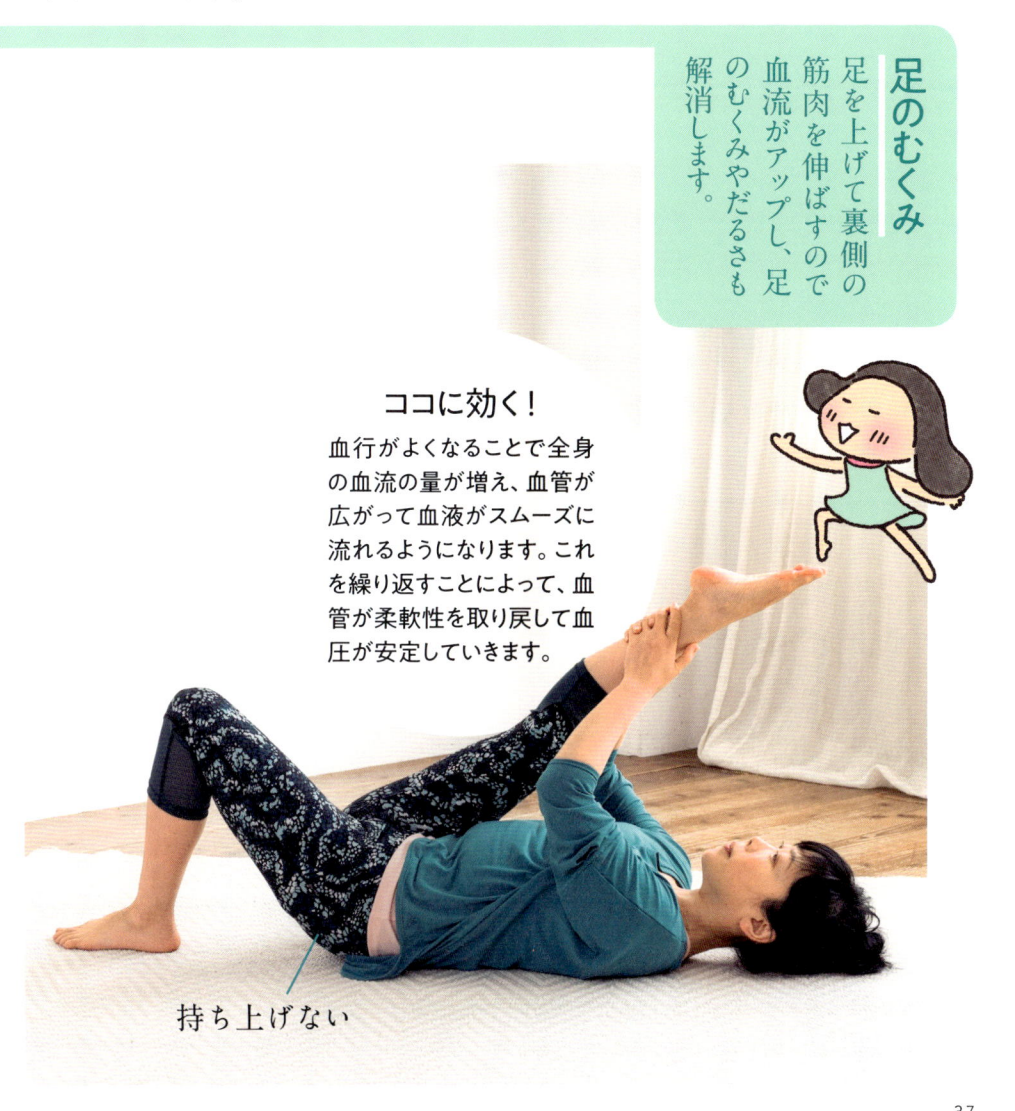

足のむくみ

足を上げて裏側の筋肉を伸ばすので血流がアップし、足のむくみやだるさも解消します。

ココに効く！

血行がよくなることで全身の血流の量が増え、血管が広がって血液がスムーズに流れるようになります。これを繰り返すことによって、血管が柔軟性を取り戻して血圧が安定していきます。

持ち上げない

2

息を吐きながら右ひざを伸ばし、できるだけ顔の方に引き寄せて5呼吸キープ。反対側も同様に。

寝ながら

年齢は後ろ姿に表れる！
究極のアンチエイジングポーズ

倒れこんだついでに *バッタ* のポーズ

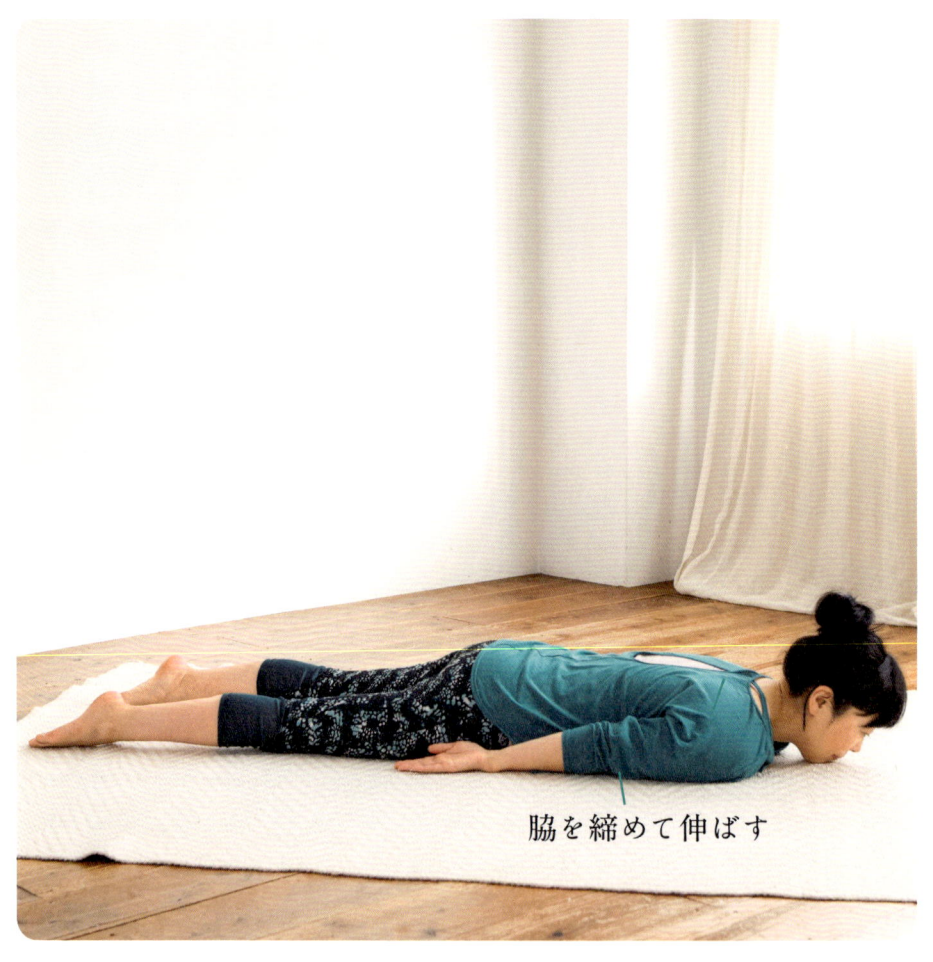

脇を締めて伸ばす

1 うつ伏せから両足を腰幅程度に開く。手のひらは上に向け、脇を締めて腕をまっすぐ伸ばして息を吐く。

たるんだお肉が服の上からわかる後ろ姿ほど、年齢を感じさせるもの
はありません。背中引き締めと全身のデトックスを同時にできるこの
ポーズで贅肉を一掃。たるんだ体にサヨナラしましょう。

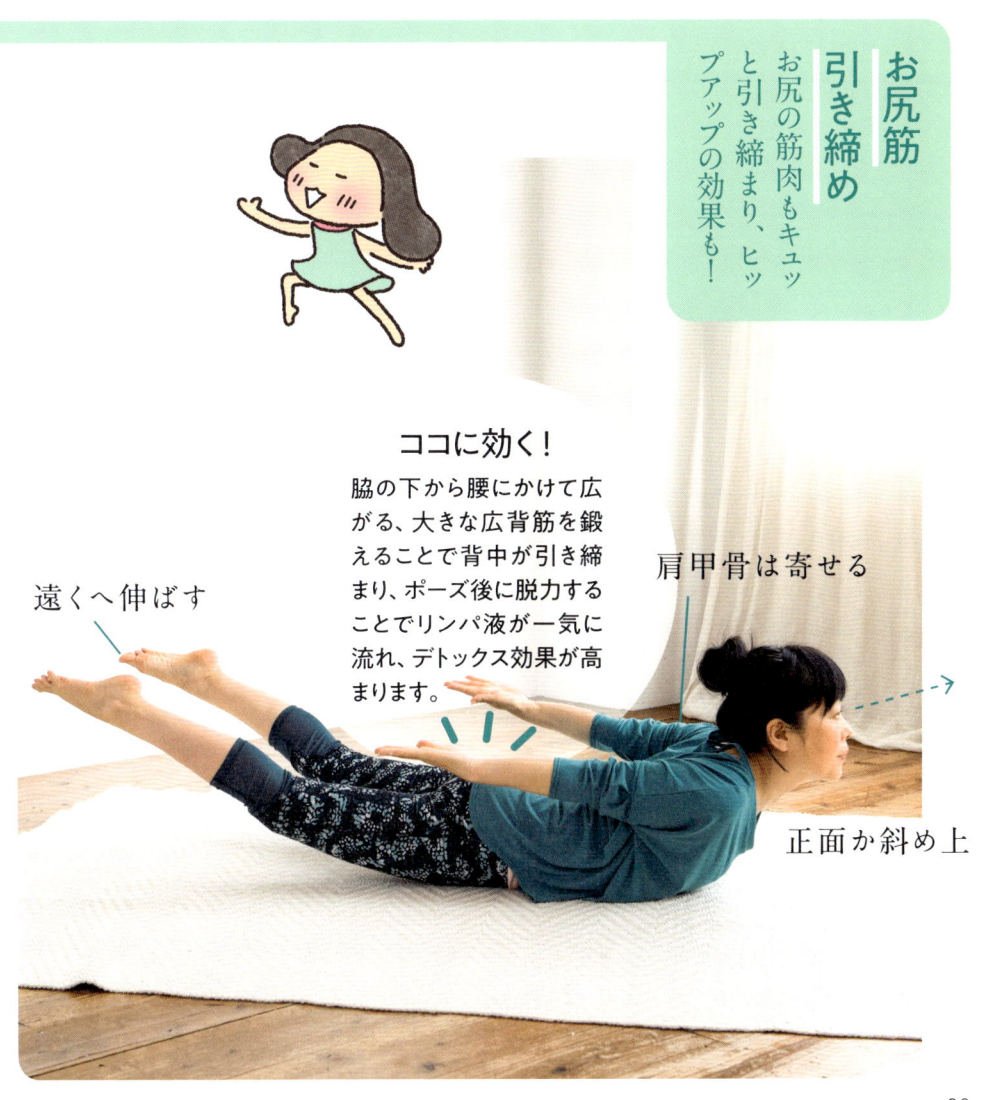

お尻筋
引き締め
お尻の筋肉もキュッと引き締まり、ヒップアップの効果も！

ココに効く！
脇の下から腰にかけて広がる、大きな広背筋を鍛えることで背中が引き締まり、ポーズ後に脱力することでリンパ液が一気に流れ、デトックス効果が高まります。

遠くへ伸ばす

肩甲骨は寄せる

正面か斜め上

2

息を吸いながら上体・両腕を上げ、吐きながら両足を持ち上げ5呼吸キープ。

縮こまった肩と胸を
大きく開いて肩こりを解消

寝返りのついでに **開胸** のポーズ

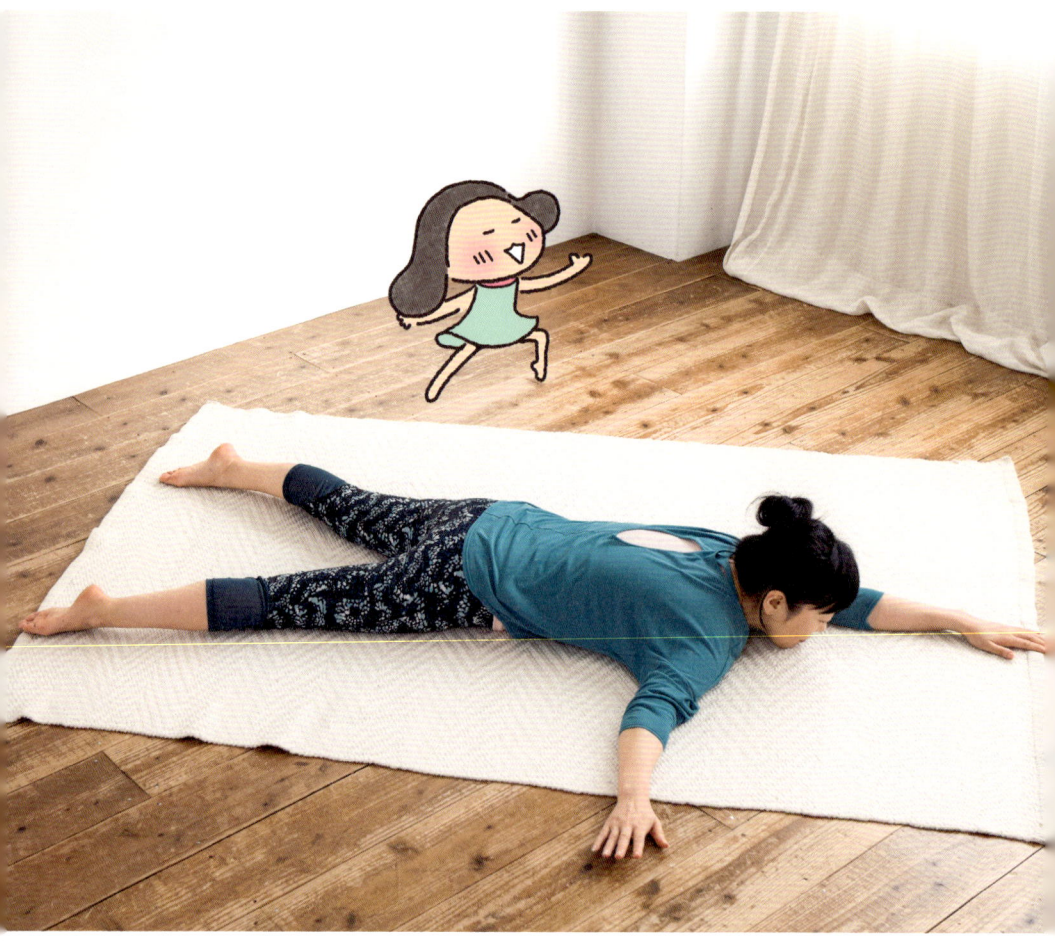

1 うつ伏せから足を左右に大きく開く。手のひらを下にし、左手は前方へ、右手は肩の高さで真横に伸ばし、息を吐く。

猫背はスタイルが悪く見えるだけでなく、五十肩の原因にも。肩や背中の筋肉をほぐすこのポーズで、その日のうちに猫背を調整して、肩こりを解消しましょう。

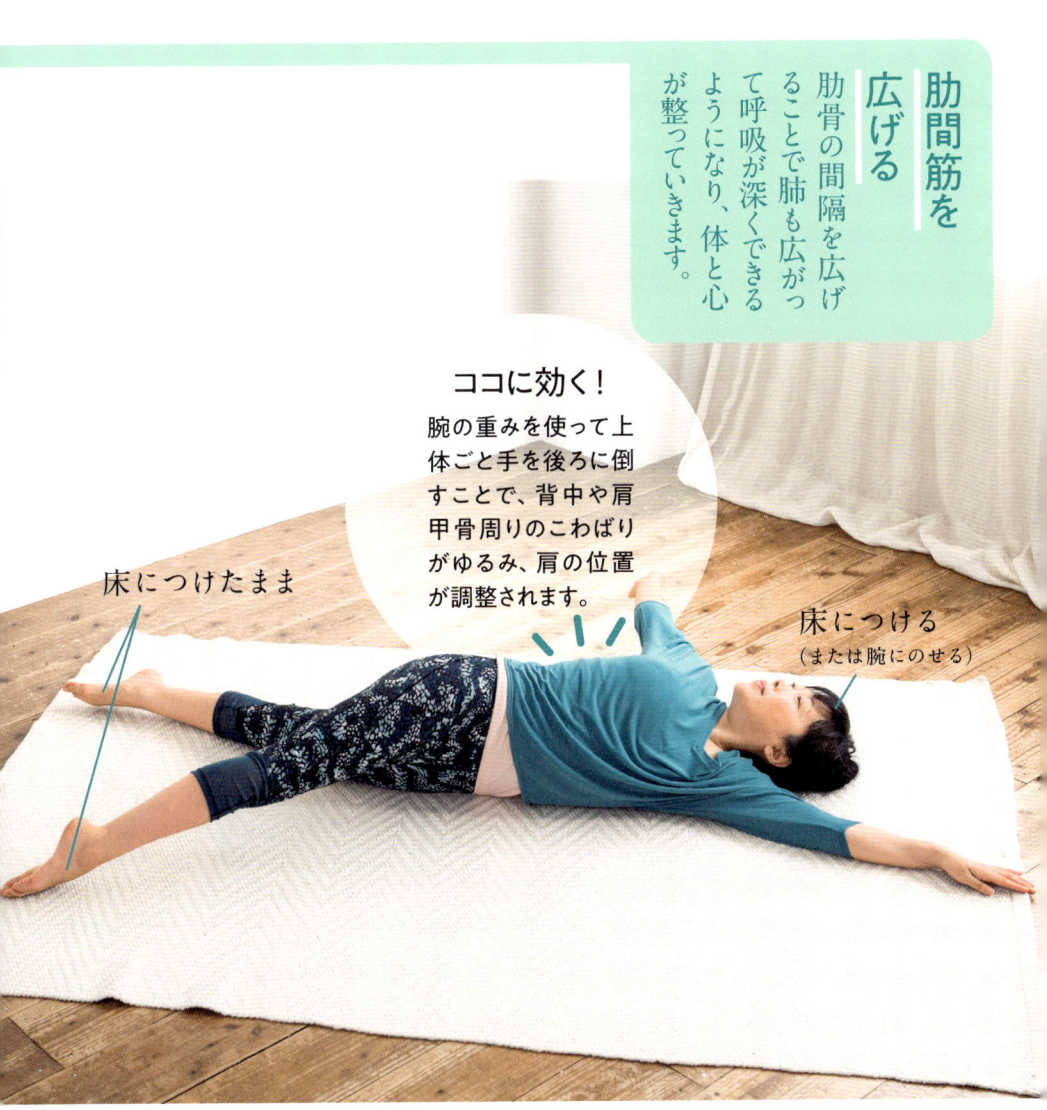

肋間筋を広げる

肋骨の間隔を広げることで肺も広がって呼吸が深くできるようになり、体と心が整っていきます。

ココに効く!

腕の重みを使って上体ごと手を後ろに倒すことで、背中や肩甲骨周りのこわばりがゆるみ、肩の位置が調整されます。

床につけたまま

床につける
（または腕にのせる）

2 息を吸いながら右手を上げ、息を吐きながらお腹を持ち上げて手を真後ろに倒し、5呼吸キープ。反対側も同様に。

自律神経を整えて
イライラ気分をキラキラ爽快に

起きるついでに **コブラ** のポーズ

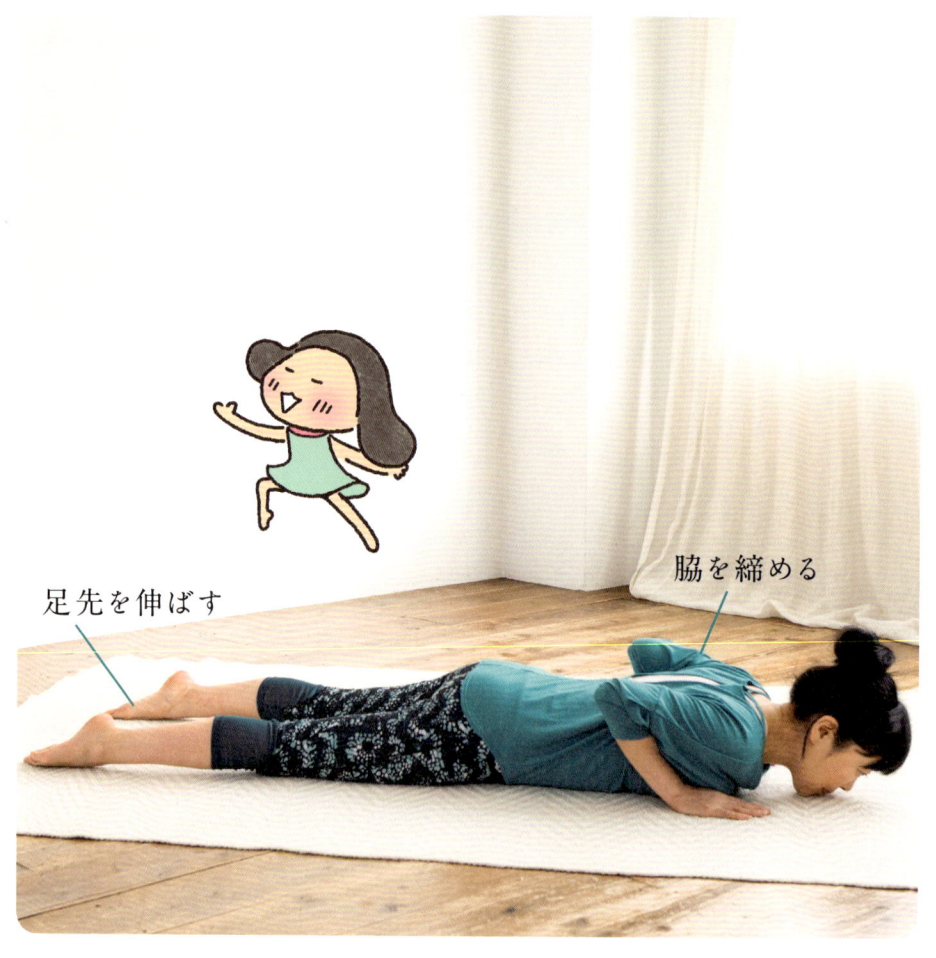

足先を伸ばす

脇を締める

1 うつ伏せから足を腰幅程度に開く。脇を締めながら両ひじを曲げ、指先を前に向けて胸の横に置いて息を吐く。

自分では抑えられないイライラやネガティブ思考ほど、意志力ではなく体の力で解消しましょう。イラついていると感じたら、このポーズを。心身ともにスッキリして、気持ちが前向きになります。

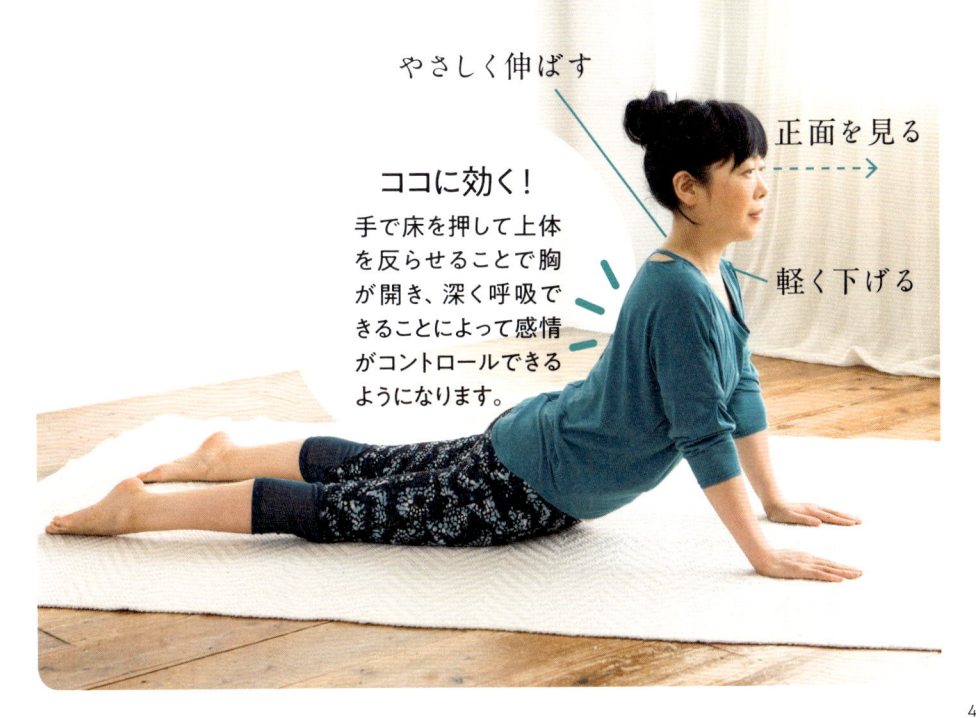

やさしく伸ばす

正面を見る

ココに効く!

手で床を押して上体を反らせることで胸が開き、深く呼吸できることによって感情がコントロールできるようになります。

軽く下げる

2 息を吸いながら手で床を押すように上体を起こし、吐きながらさらにひじを伸ばして背骨を引き上げ5呼吸キープ。

胃の働きを整えて不定愁訴を予防する

悩むついでに **体側伸ばし** のポーズ

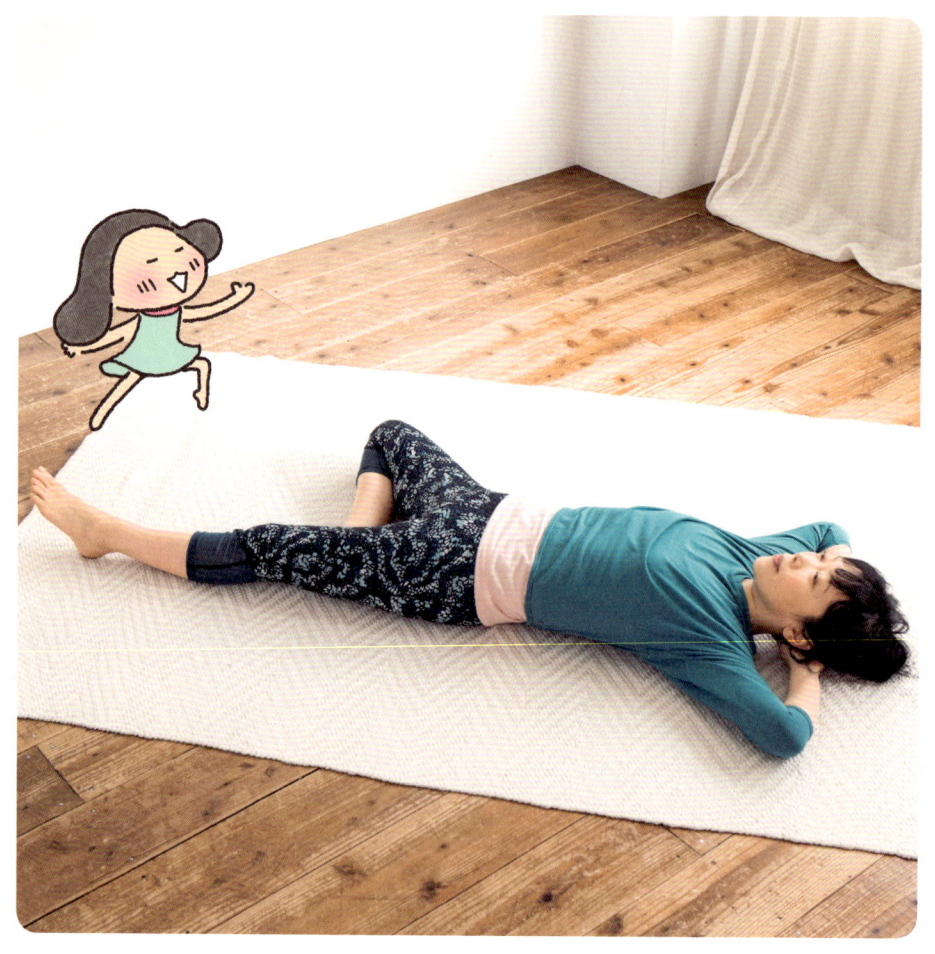

1 仰向けから両足を揃えたら右足を曲げて足の裏を左太ももの内側に付ける。手は組んで頭の後ろに置いて、息を吐く。

胃の働きが悪くなると体に栄養がまわらなくなり、身体的不調や情緒不安定など不定愁訴の原因になります。布団の中でできるこのポーズで、寝る前、寝覚めに血流をアップさせ、胃の働きを整えましょう。

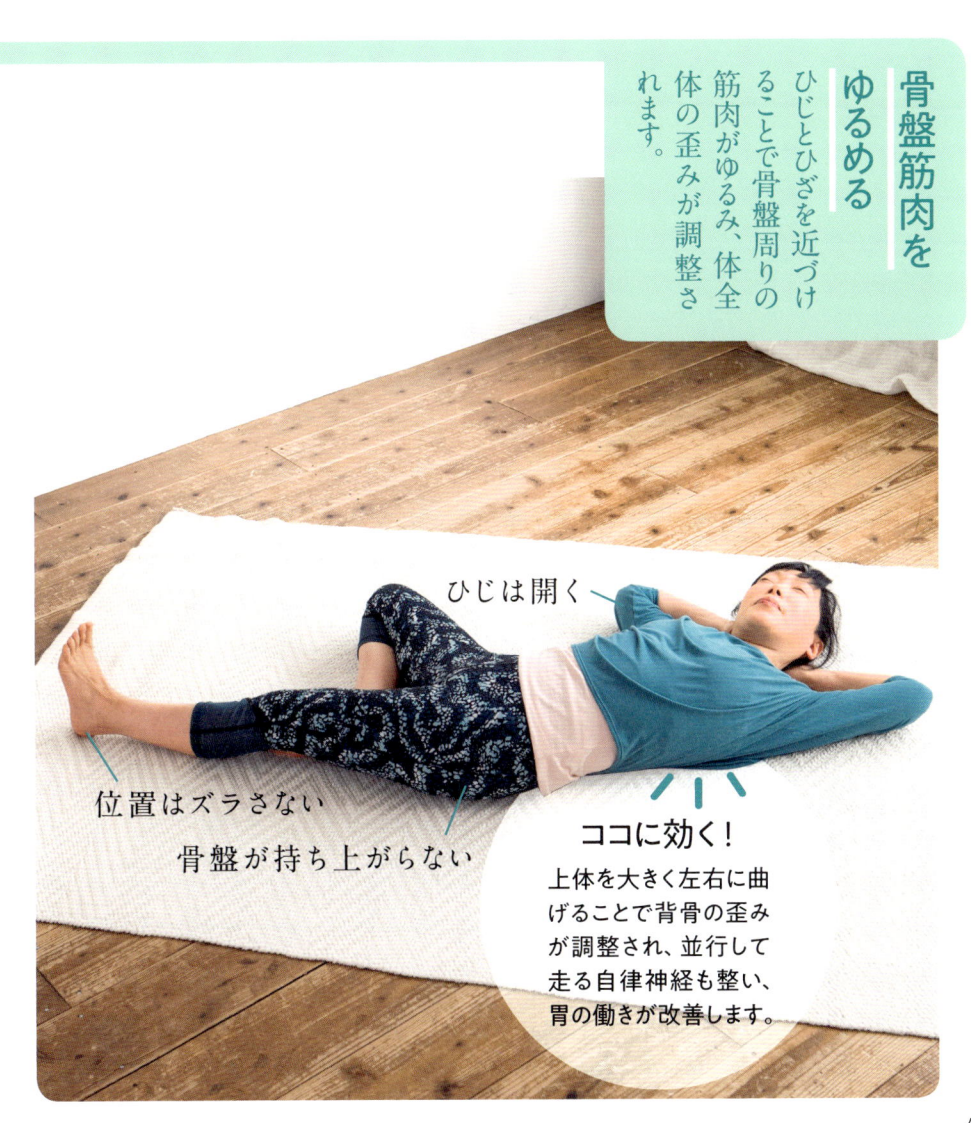

骨盤筋肉を
ゆるめる

ひじとひざを近づけることで骨盤周りの筋肉がゆるみ、体全体の歪みが調整されます。

ひじは開く

位置はズラさない

骨盤が持ち上がらない

ココに効く！

上体を大きく左右に曲げることで背骨の歪みが調整され、並行して走る自律神経も整い、胃の働きが改善します。

2 息を吸いながら左のかかとを立てて上体を右に曲げ、息を吐きながら両ひじを開いて5呼吸キープ。反対側も同様に。

寝_{ながら}

腰周りの血流アップで
腰痛をブロック!

遠くを見るついでに *スフィンクス* のポーズ

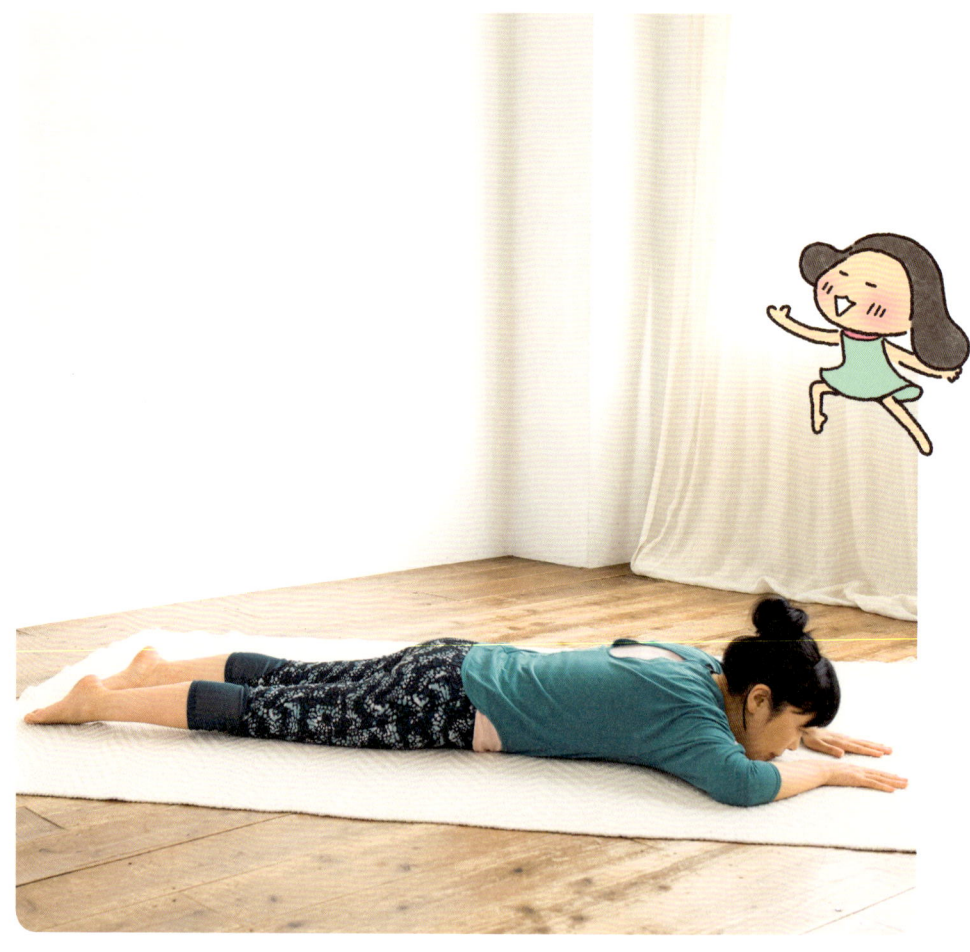

1 うつ伏せから両足を腰幅程度に開き、手のひらを下に向けて顔の横に置き、息を吐く。

日常生活に支障が出るだけでなく肥満にもつながる腰痛を予防することは、健康に年を重ねるためにとても重要です。血流がアップして腰周りがぽかぽかしてくるので、寒い日にもおすすめです。

丹田呼吸で効果アップ

丹田呼吸を深くゆっくりと行なうことで、心の乱れも整っていきます。

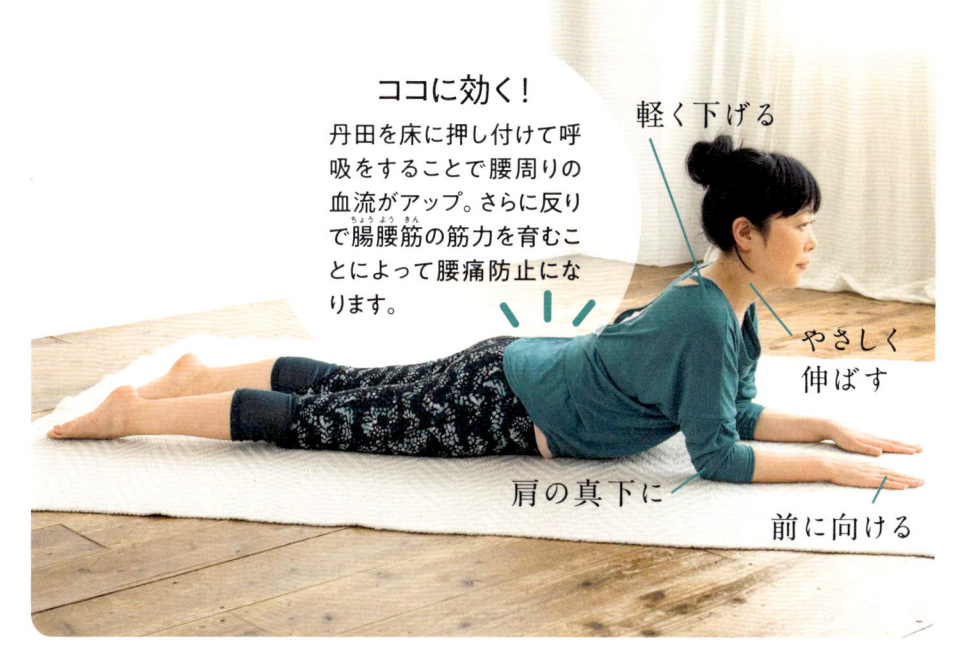

ココに効く！

丹田を床に押し付けて呼吸をすることで腰周りの血流がアップ。さらに反りで腸腰筋（ちょうようきん）の筋力を育むことによって腰痛防止になります。

軽く下げる

やさしく伸ばす

肩の真下に

前に向ける

2 息を吸いながら上体を起こし、吐きながら背骨を引き上げ、おへそで床を押すようにして5呼吸キープ。

寝ながら

手に秘められたすごいパワー

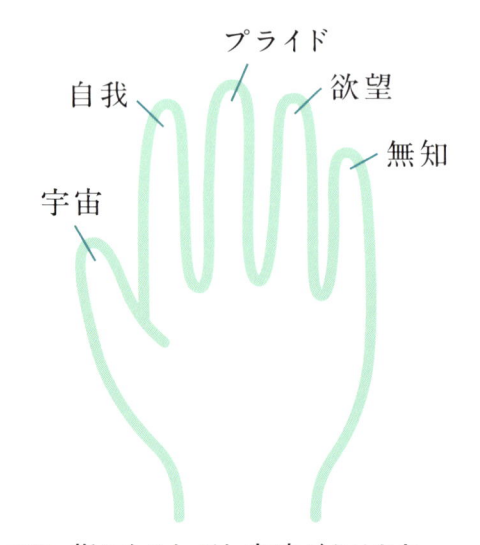

プライド
自我
欲望
無知
宇宙

　ヨガの教えでは、指にもそれぞれ意味があります。

　ダイナミックのポーズ(94ページ)で親指を包むように握るのは、宇宙である親指を、自我やプライドといった自分自身で包み、『宇宙と一体になる』ことを意味するので、ポーズ自体も力強くなります。

　また、呼吸法や瞑想をする時に、手で形を作ります。これはムドラーといい、印を結ぶともいいますが、この印を結ぶことで体のエネルギーを管理する役割があります。瞑想の時に人差し指と親指で円をつくる『チンムドラー』は、意識の印としても知られていて、宇宙と個人の意識との合体を意味します。

　手の向きにも意味があり、意識を外へ向けたいとき、気分を上向きにしたい時は手のひらを上に、意識を自分の内側に向けたい時、気分を落ち着かせたい時は手のひらを下に向けます。

　ポーズをとる時に、手の形や向きにも注意して行なうと、よりヨガの世界を感じることができます。

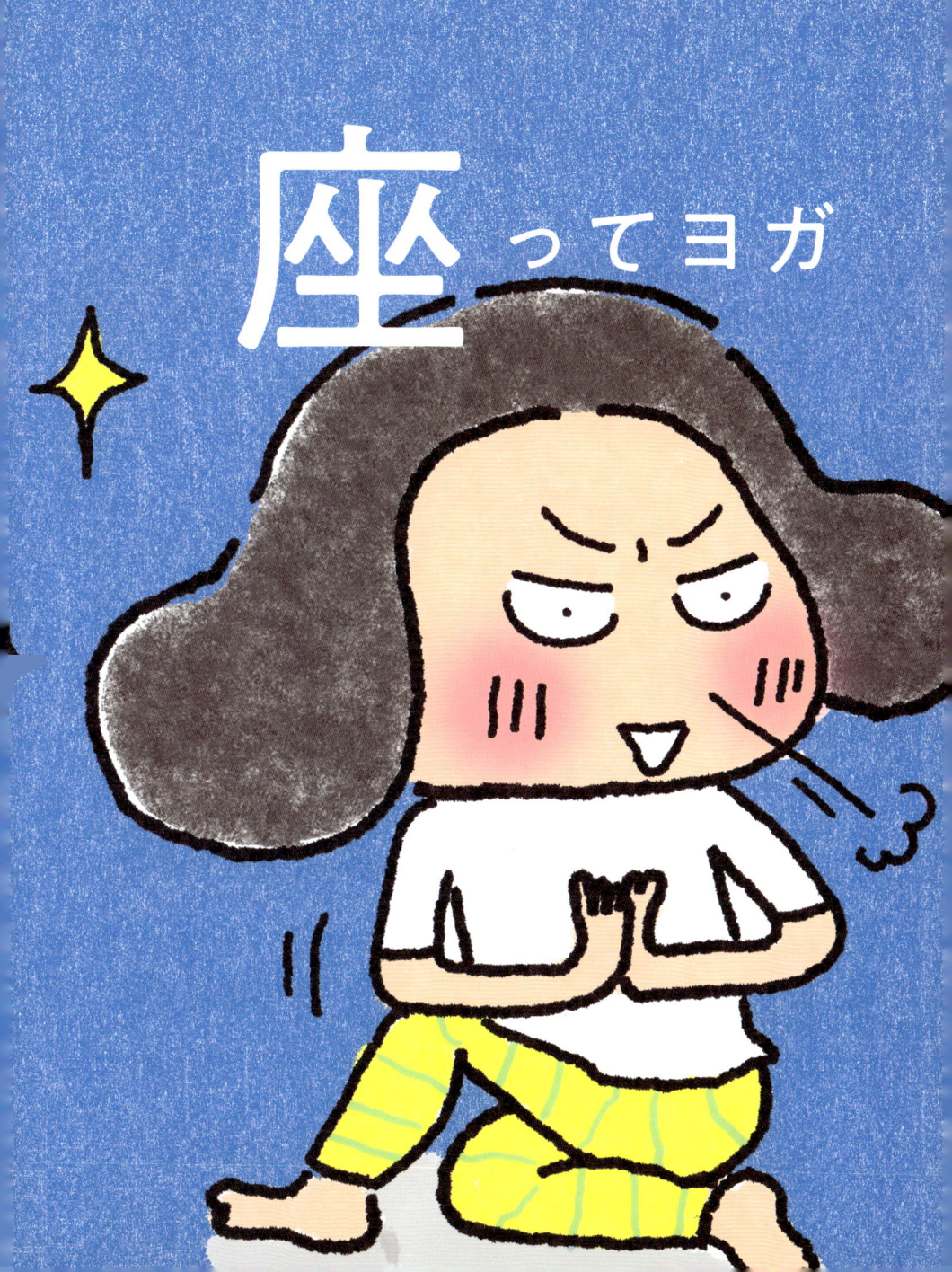

下半身に溜まったむくみの原因を一気にリンパに流す

テレビを見るついでに **サギ** のポーズ

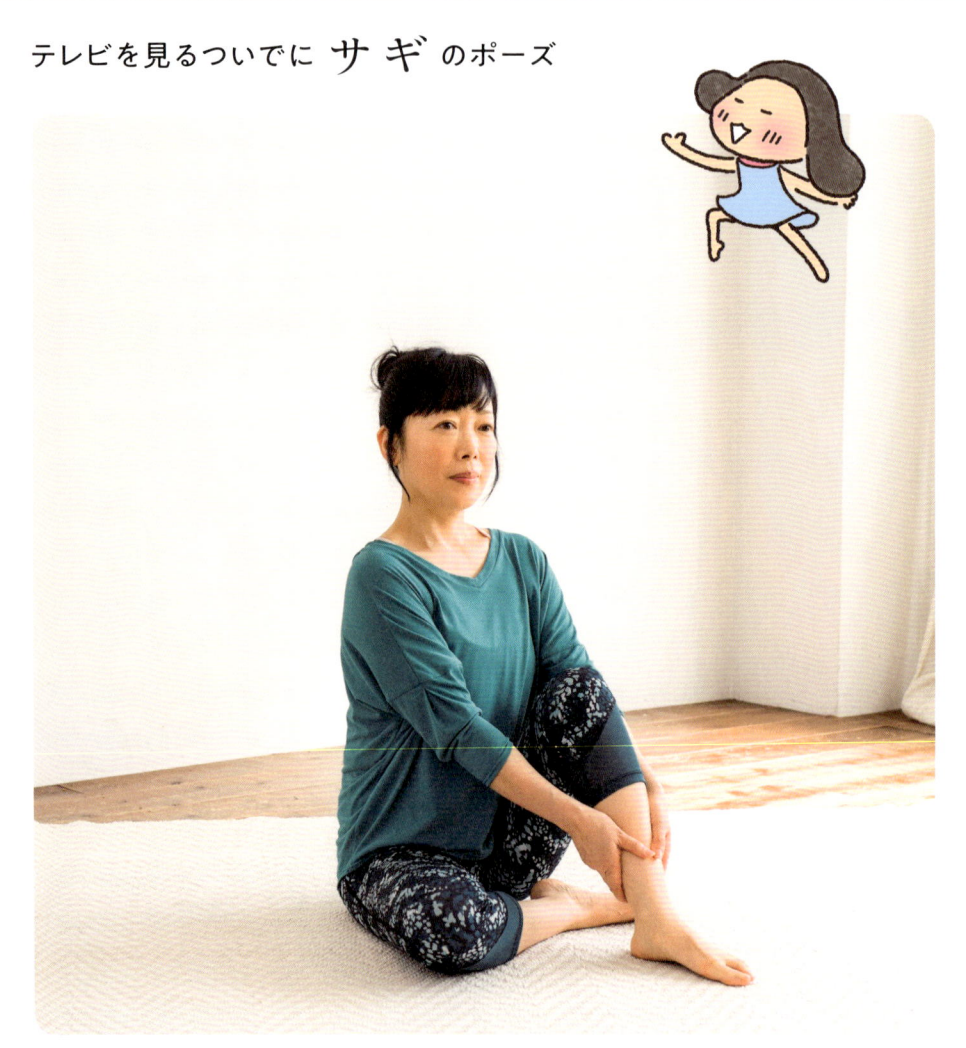

1 安楽坐(P24)から左足のひざを立て、足首のあたりを持って息を吐く。

足はむくみやすいうえに、むくみがとれにくい部分。それだけにその日のうちに解消しておきたいものです。足に溜まった老廃物をひざ裏の膝下リンパ節や太もものつけ根のそけいリンパ節に流すような意識で行ないましょう。

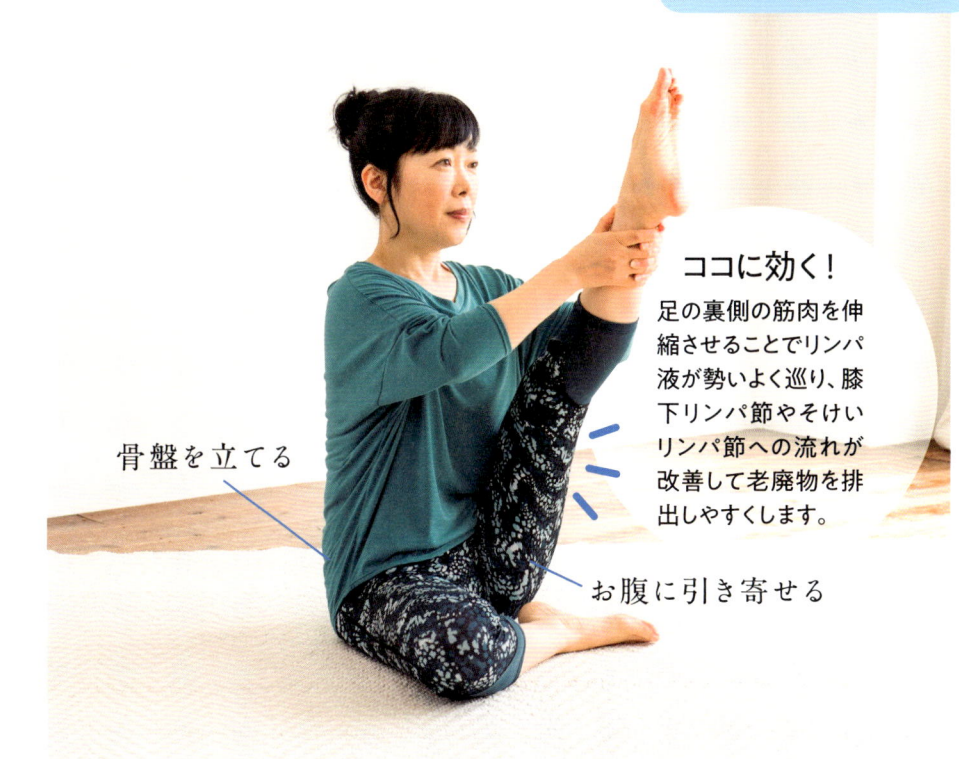

ココに効く！
足の裏側の筋肉を伸縮させることでリンパ液が勢いよく巡り、膝下リンパ節やそけいリンパ節への流れが改善して老廃物を排出しやすくします。

骨盤を立てる

お腹に引き寄せる

2 息を吸いながらひざを伸ばして骨盤を立て、吐きながら顔のほうに引き寄せ5呼吸キープ。反対側も同様に。

骨に適度な負荷をかけ骨折を予防する

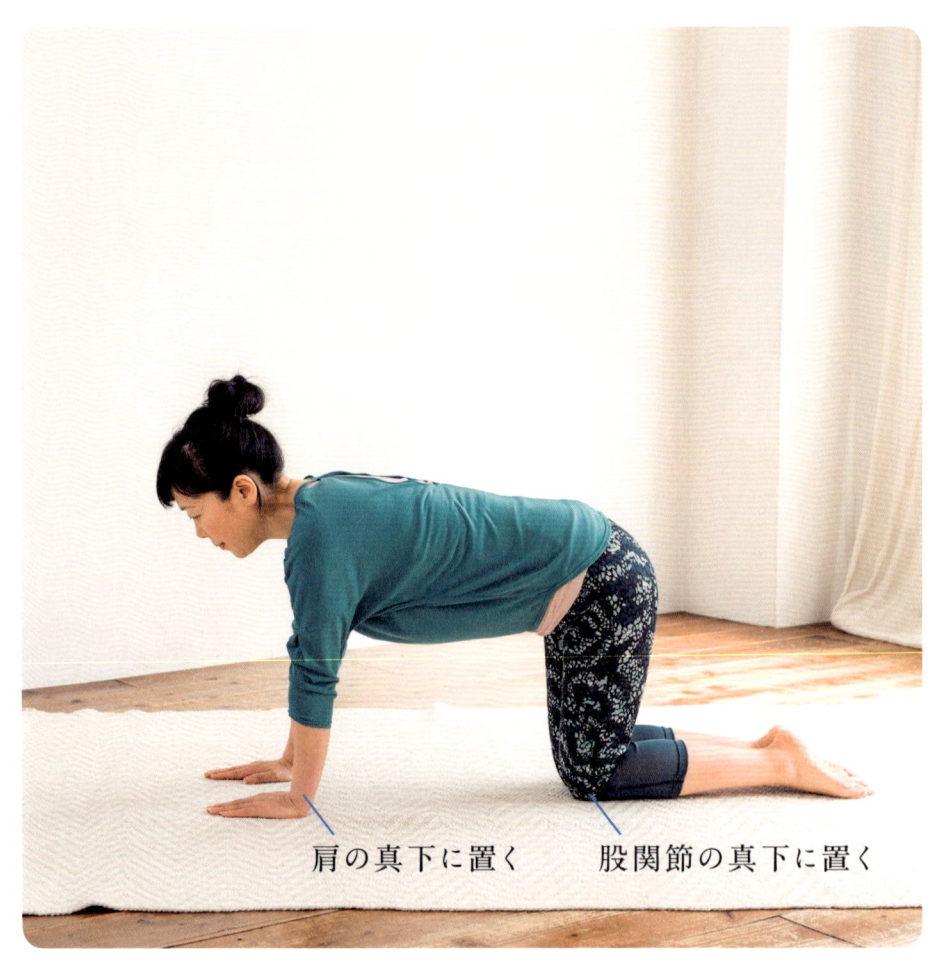

肩の真下に置く　　股関節の真下に置く

1 正座からお尻を持ち上げ四つんばいになり、息を吐く。

日常生活であまり鍛えることのない手首や大腿骨は、骨折するリスクも高く、しかも骨折すると生活の質が著しく低下します。手首や肩、大腿骨などに適度な負荷をかけて、骨折を予防しましょう。

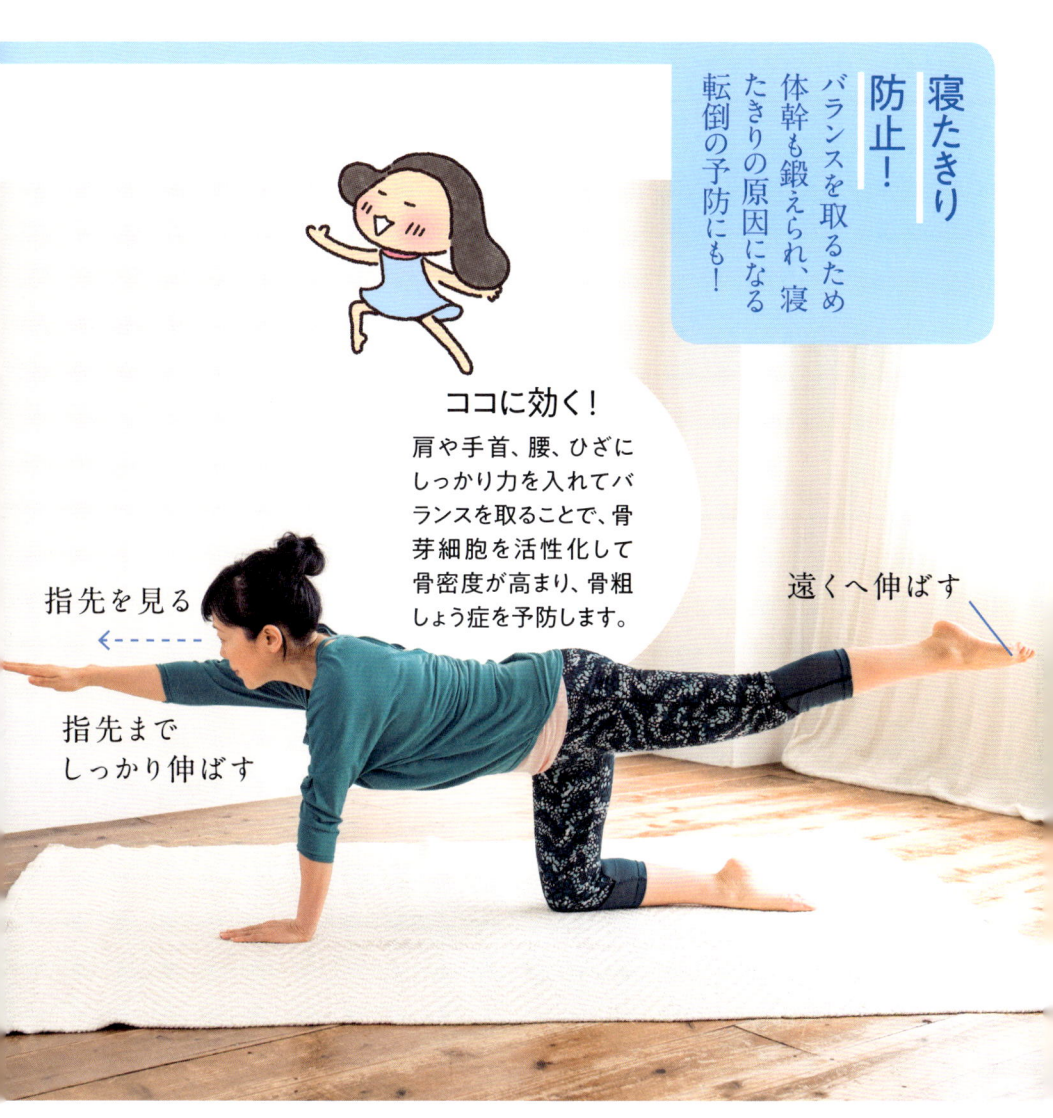

転倒の予防にも！

寝たきり
防止！

バランスを取るため
体幹も鍛えられ、寝
たきりの原因になる
転倒の予防にも！

ココに効く！

肩や手首、腰、ひざに
しっかり力を入れてバ
ランスを取ることで、骨
芽細胞を活性化して
骨密度が高まり、骨粗
しょう症を予防します。

指先を見る

指先まで
しっかり伸ばす

遠くへ伸ばす

2 息を吸いながら右手を前に伸ばし、息を吐きながら左足を後ろに伸ばし、5呼吸キープ。反対側も同様に。

加齢とともに衰える
女性力をキープする

拭き掃除のついでに 猫の背伸び のポーズ

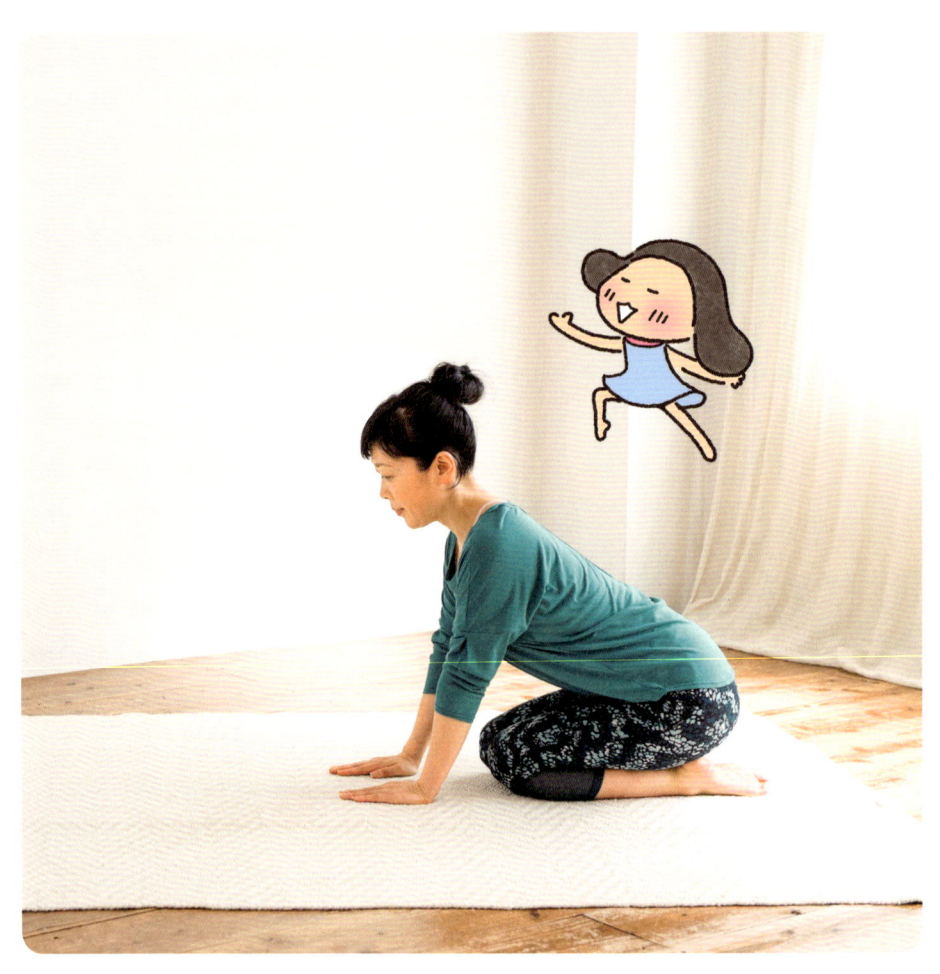

1 正座から両手をひざの前に置いて息を吐く。

女性らしさを作り出すエストロゲンの分泌は、加齢と共に減少、停止します。美容面はもちろん、健康面や精神面でも重要な働きをするエストロゲンの分泌を促して、女性力をキープしましょう。

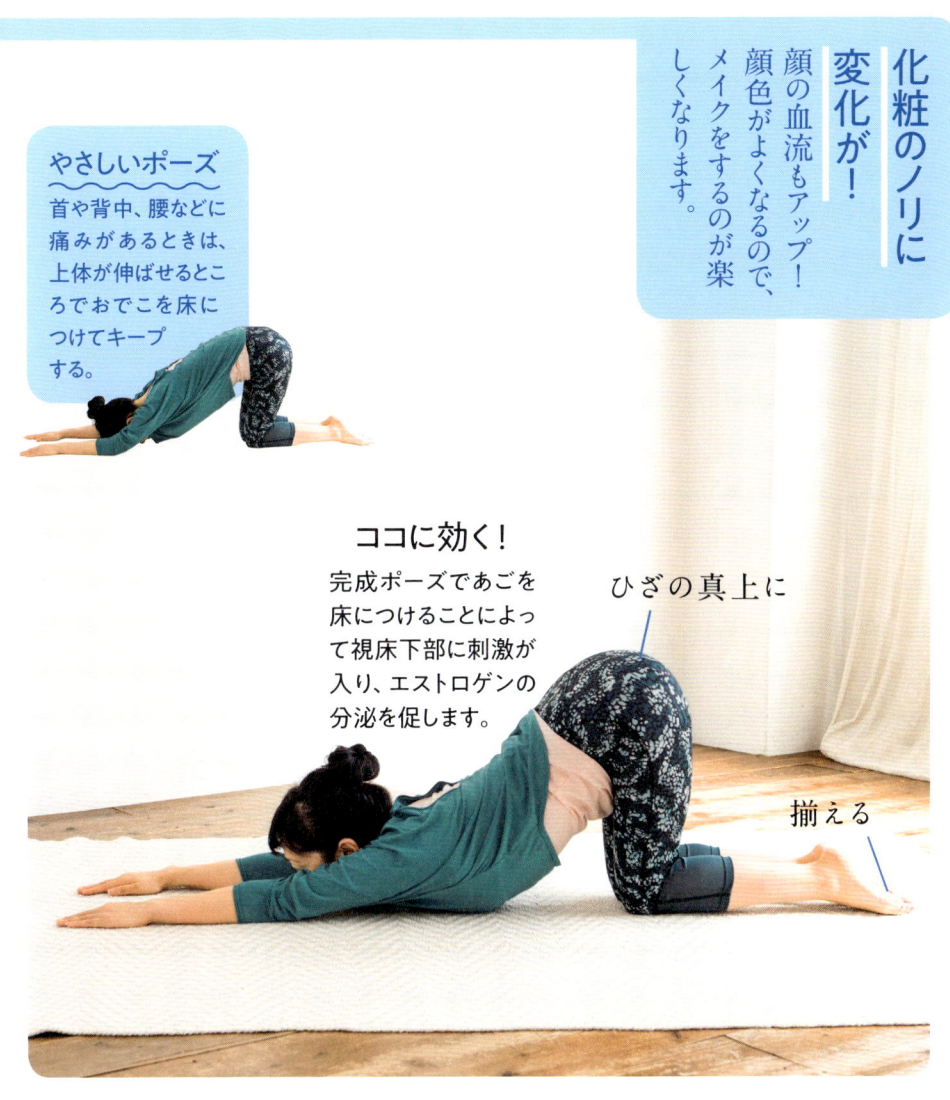

化粧のノリに変化が！
顔の血流もアップ！顔色がよくなるので、メイクをするのが楽しくなります。

やさしいポーズ
首や背中、腰などに痛みがあるときは、上体が伸ばせるところでおでこを床につけてキープする。

ココに効く！
完成ポーズであごを床につけることによって視床下部に刺激が入り、エストロゲンの分泌を促します。

ひざの真上に

揃える

2 息を吸いながら両手を前にすべらせて股関節がひざの真上にくるまで上体を伸ばし、息を吐きながらあごと胸を床につけ、5呼吸キープ。

肩甲骨を柔軟にして
五十肩を予防する

背中をかくついでに **賢者の前屈** のポーズ

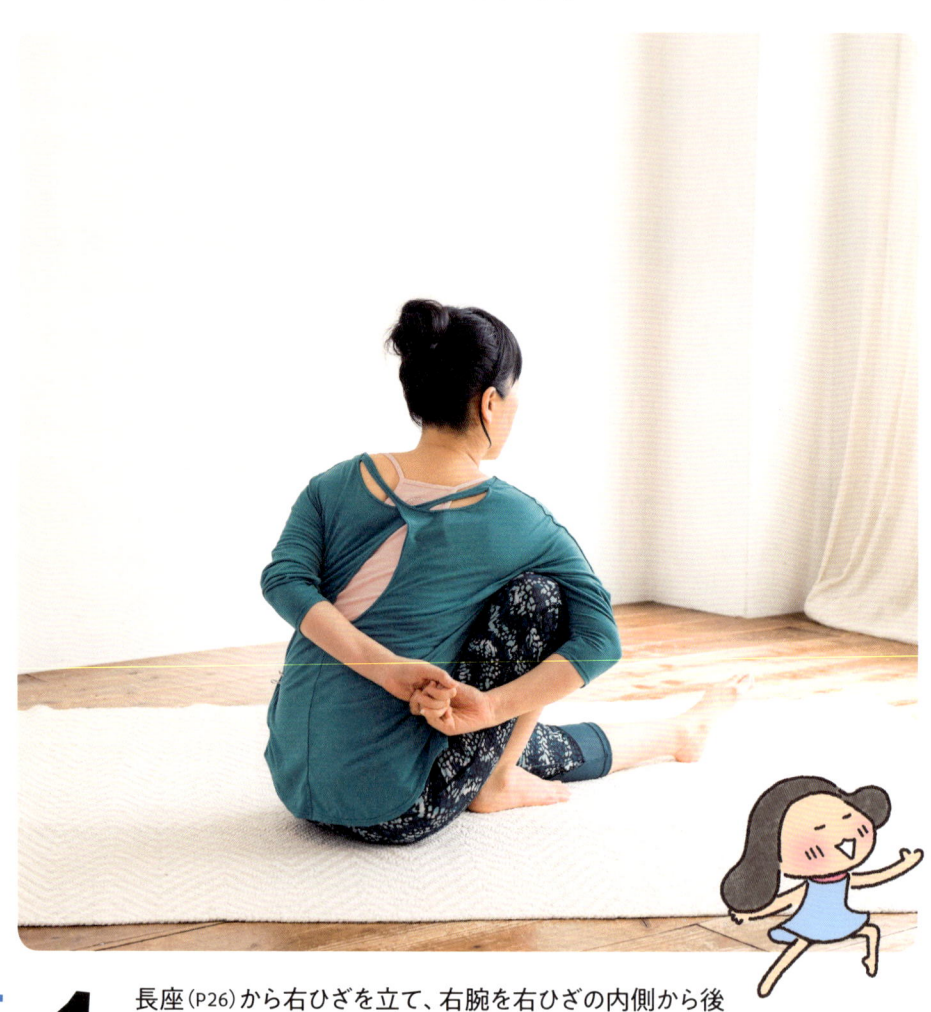

1 長座（P26）から右ひざを立て、右腕を右ひざの内側から後ろに回し、左腕を後ろから回して手をつないで息を吐く。

肩甲骨周りのこわばりは、五十肩や悪姿勢になる原因。肩甲骨の柔軟性を高め、可動域を広げて五十肩を予防しましょう。手をつなげないときはタオルなどを使うか、手をつないだイメージでもOKです。

消化力も高まる

肩甲骨を閉めて胸を開くことで呼吸が深く入り、消化機能の働きを促進します。

やさしいポーズ
手がつなげないときはタオルやベルトを使うか、手をつないだイメージをして行ないましょう。

ココに効く！
ひざに腕を巻きつけることで肩が後ろに開き、肩甲骨が心地よくほぐれます。腕を肩の付け根を回しながら後ろへ返すように行なうと、肩が開きやすくなります。

骨盤から倒し背筋を伸ばす

かかとは立てる

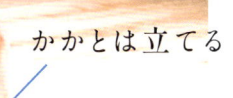

両坐骨は床に付けたまま

2 息を吸いながら腰・背中を伸ばして左足のかかとを立て、息を吐きながら上体を前に倒して5呼吸キープ。反対側も同様に。

体の老廃物を一掃して 冷えのぼせを解消

立ち上がるついでに 片卍 のポーズ

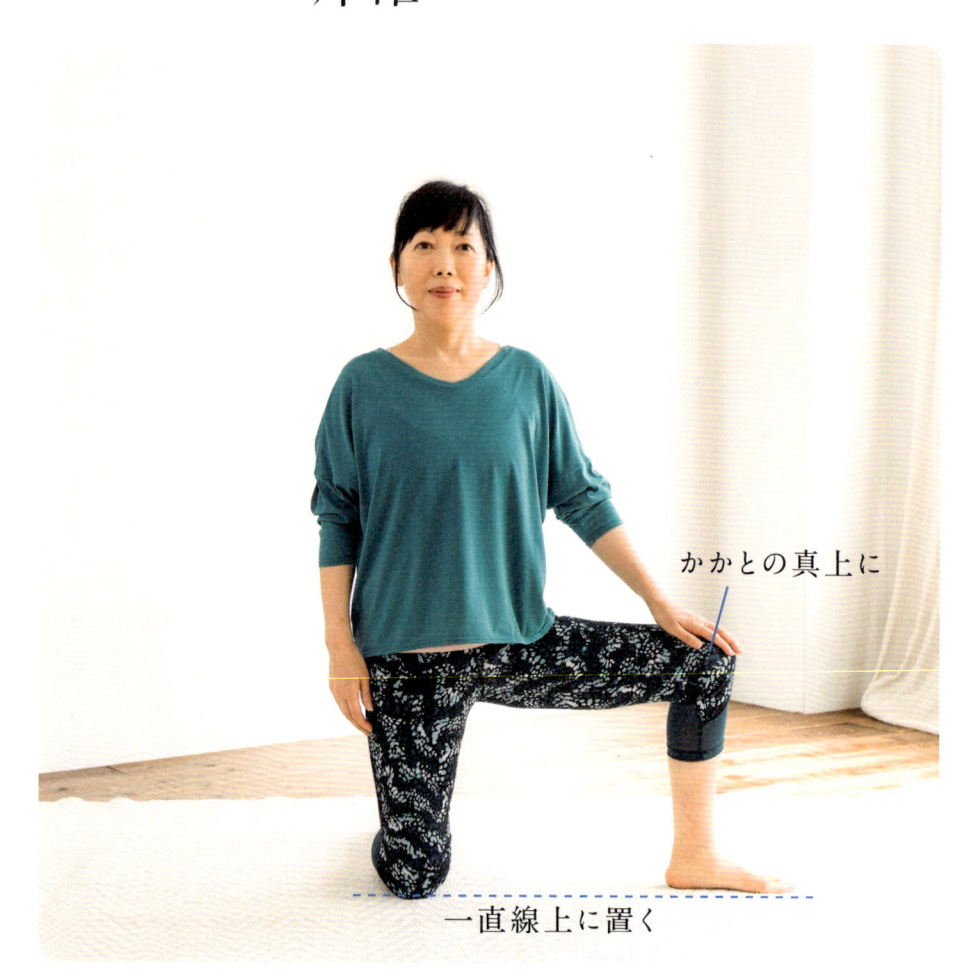

かかとの真上に

一直線上に置く

1 正座からひざ立ちになり、左ひざを直角に曲げて真横に 出して息を吐く。右ひざと左足裏は一直線上に置く。

上半身は汗をかいているのに、つま先が冷える"冷えのぼせ"は、体の末端の血行不良が原因です。血液やリンパ液の流れをよくして老廃物を一気に流し、全身の血流をよくして冷えのぼせを解消しましょう。

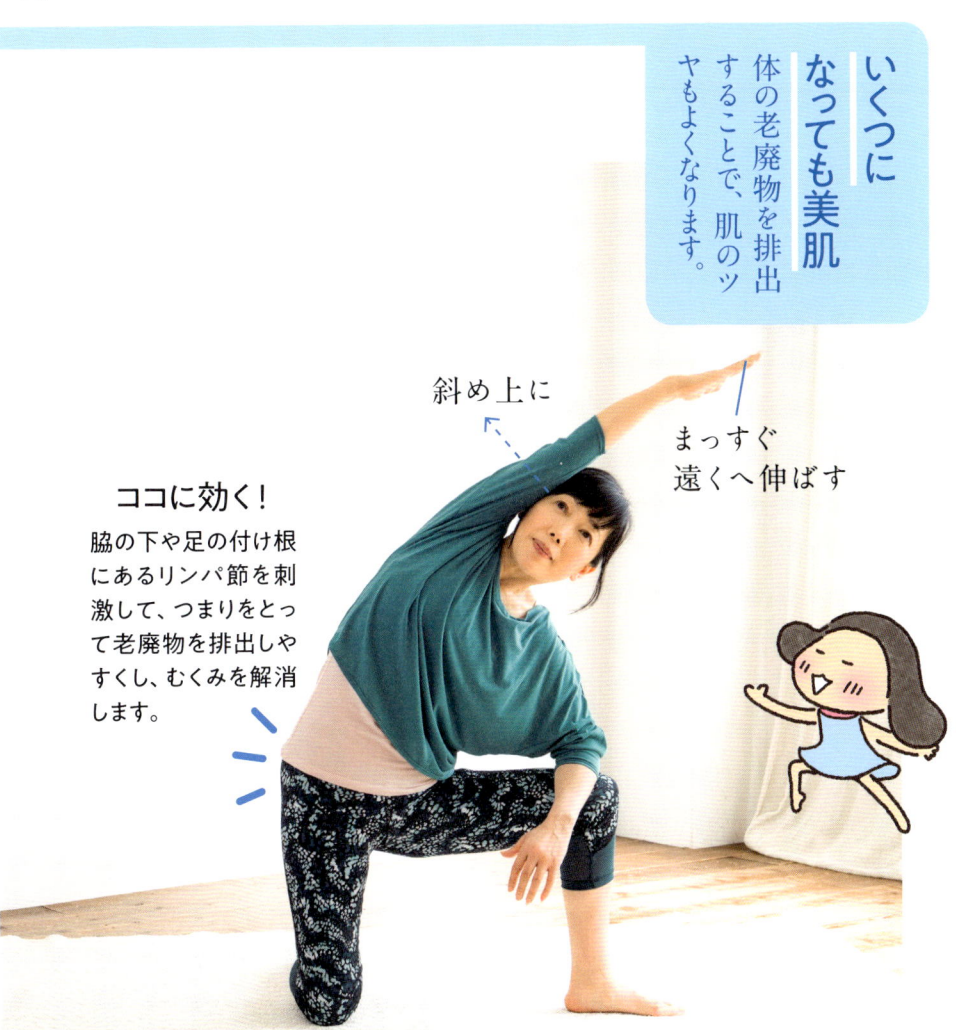

いくつになっても美肌

体の老廃物を排出することで、肌のツヤもよくなります。

斜め上に

まっすぐ遠くへ伸ばす

ココに効く！

脇の下や足の付け根にあるリンパ節を刺激して、つまりをとって老廃物を排出しやすくし、むくみを解消します。

2 左ひじを左ひざに乗せ、息を吸いながら右手をまっすぐ伸ばし、息を吐きながら上体を左に倒し、5呼吸キープ。反対側も同様に。

骨盤のねじれをリセットして更年期障害の症状を改善する

スイッチを押すついでに 門 のポーズ

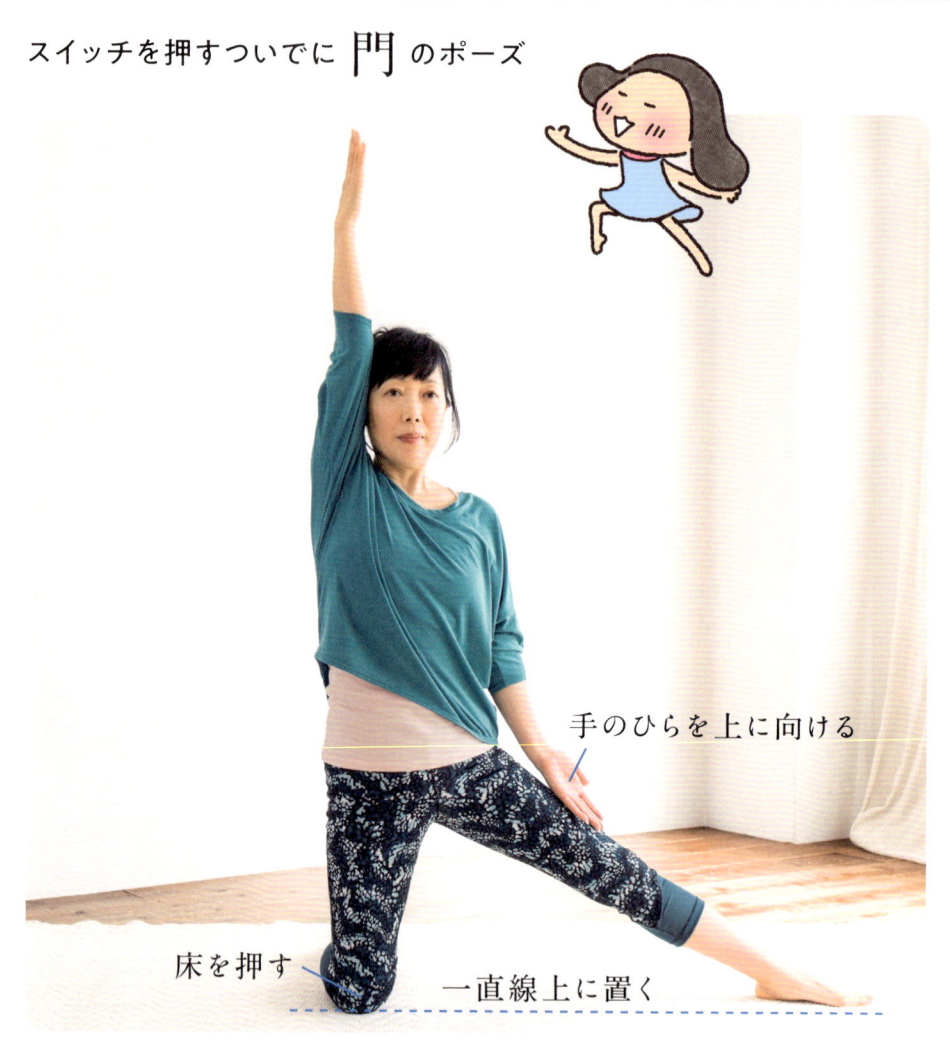

手のひらを上に向ける

床を押す

一直線上に置く

1 正座からひざ立ちになり、左足を真横に伸ばし、左手の手のひらを上に向け太ももの上に置いて息を吐く。吸いながら右手を耳の横まで上げて背骨を引き上げる。

女性ホルモンの減少は加齢だけでなく、骨盤がねじれていることも原因のひとつ。骨盤のねじれをリセットしながら股関節をゆるめ、女性ホルモンの分泌を促し、更年期障害の症状を改善しましょう。

斜め上に

ココに効く！

足を開いて体側を伸ばすことで骨盤のねじれを調整し、股関節をゆるめて骨盤内の血行をよくして女性ホルモンの分泌をアップさせます。

前傾しない

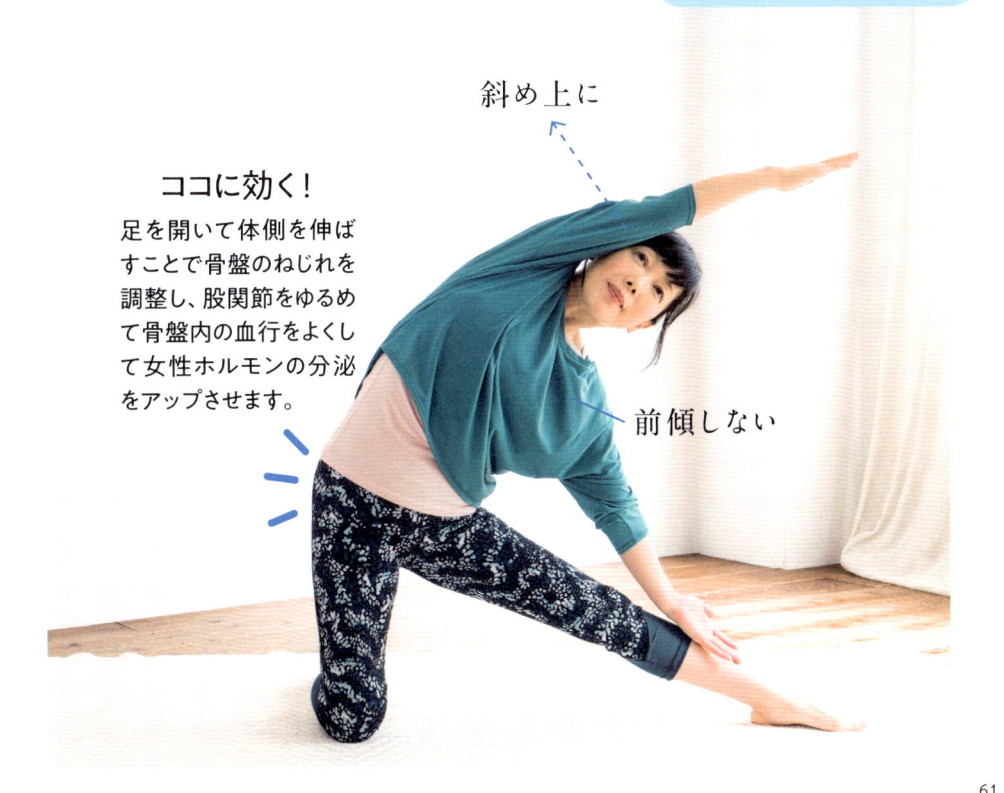

2

息を吐きながら左手を足先方向にすべらせ、上体を倒して5呼吸キープ。反対側も同様に。

静脈瘤防止のためにも
ふくらはぎの血流をアップ

脱力するついでに 足に頭をつける ポーズ

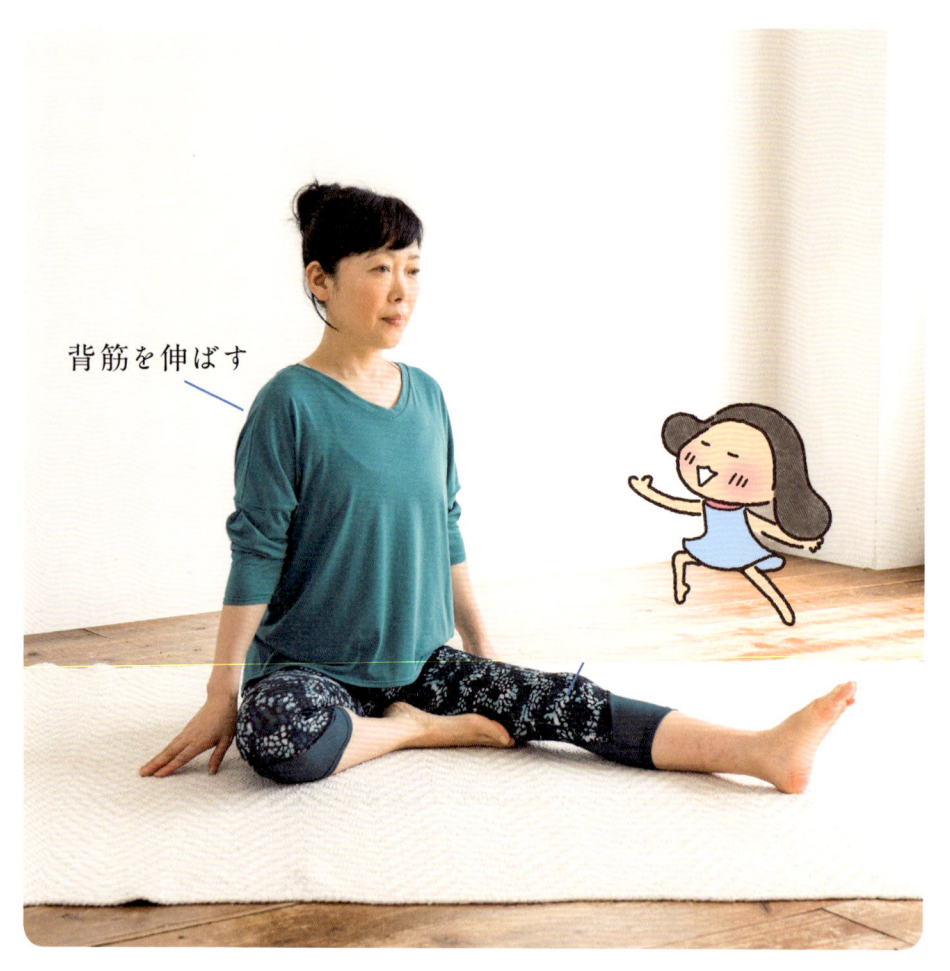

背筋を伸ばす

62

1 長座から右足を立てて開き、足の裏を左太ももの内側に
付けて息を吐く。

冷えやむくみは血流の悪さが原因で、ひどくなると心臓に戻るべき血液が静脈で滞り、下肢静脈瘤になるリスクが高まります。しっかりと下半身の筋肉を伸ばして、血流をアップさせましょう。

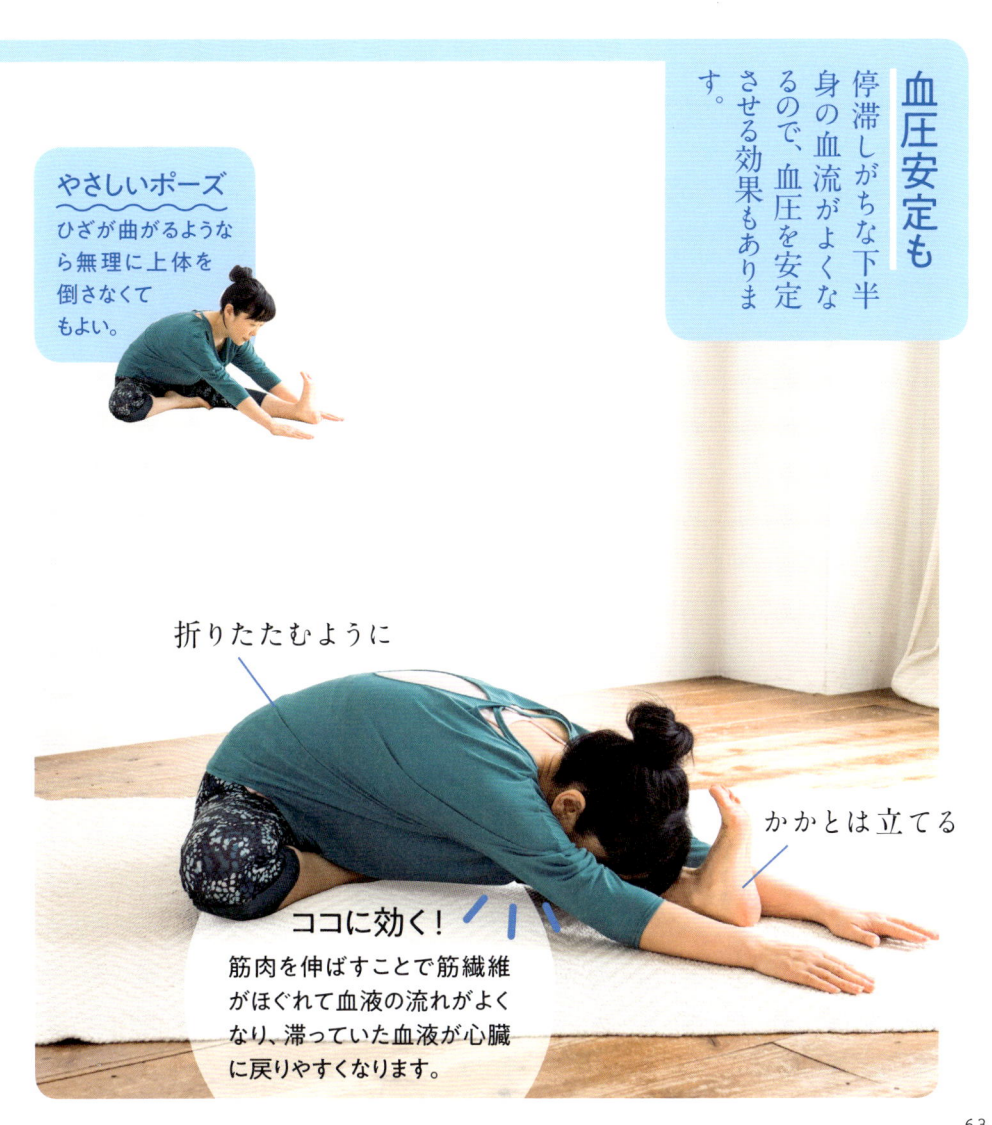

血圧安定も

停滞しがちな下半身の血流がよくなるので、血圧を安定させる効果もあります。

やさしいポーズ
ひざが曲がるようなら無理に上体を倒さなくてもよい。

折りたたむように

かかとは立てる

ココに効く！
筋肉を伸ばすことで筋繊維がほぐれて血液の流れがよくなり、滞っていた血液が心臓に戻りやすくなります。

2 両手を左足の横に置き、息を吸いながら腰・背中を伸ばして左のかかとを立てる。吐きながら両手を前にすべらせて上体を前に倒し、5呼吸キープ。反対側も同様に。

お酒は人生の愉しみ
そんな人ほどねじってねじって!

振り向くついでに **ねじり** のポーズ

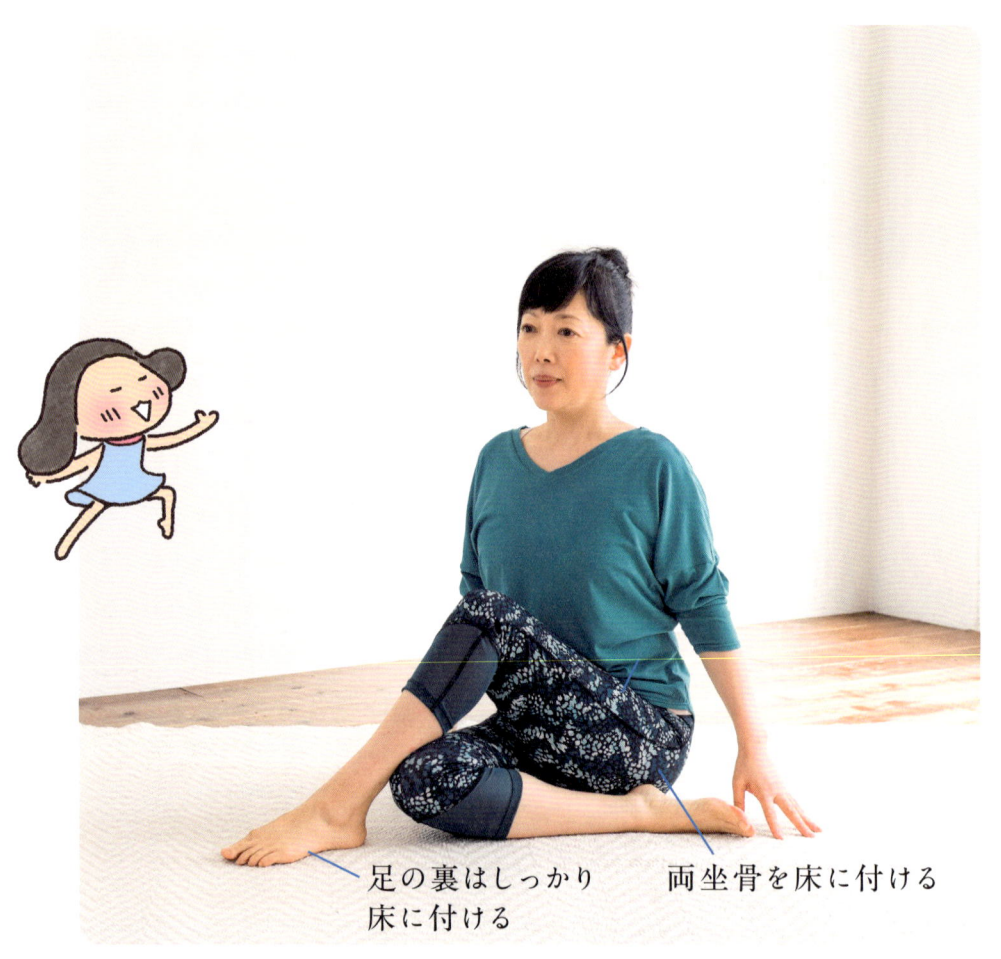

足の裏はしっかり
床に付ける

両坐骨を床に付ける

1 長座(P26)から両ひざを立てる。右足は左お尻の横に引き
寄せ、左足は右足をまたいでひざを立て、坐骨をしっかり
床に付けて息を吐く。

骨でガードされていない胃や腸だけでなく、肋骨の内側にある肝臓や腎臓をマッサージできるのも、ヨガの魅力のひとつ。なかなか抜けない疲れがあったり、お酒が好きな人はこのポーズがおすすめです。

内臓にこびりついた脂肪

ウエスト周りの贅肉だけでなく内臓や骨についた脂肪も燃焼させて、お腹スッキリ！

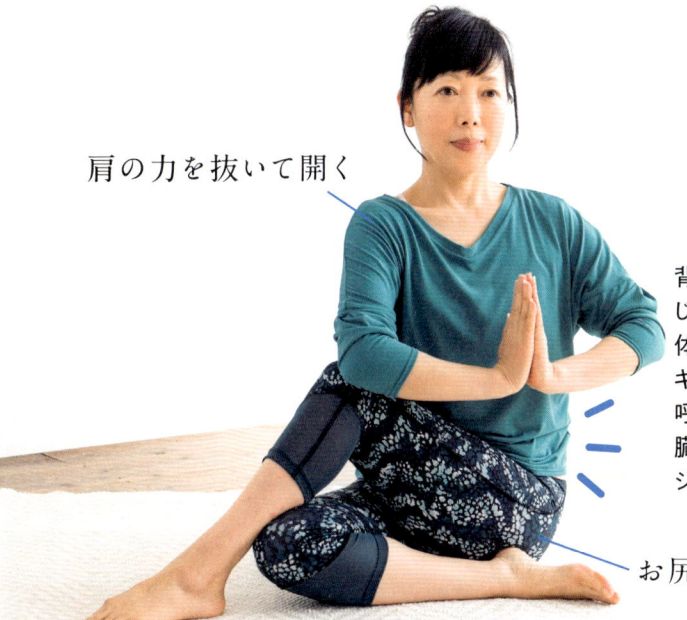

肩の力を抜いて開く

ココに効く！

背筋を立てながらひじでひざを押すと上体がしっかりねじれ、キープしながら丹田呼吸をすることで肝臓や腎臓がマッサージされます。

お尻は浮かせない

2 上体をねじって右ひじを左ひざの外側に当て、息を吸いながら腰・背中を伸ばす。息を吐きながら胸の前で合掌し、5呼吸キープ。反対側も同様に。

ねじりマッサージで
食欲不振やむかつきをスッキリ！

踏み出すついでに **ひざ立ちねじり** のポーズ

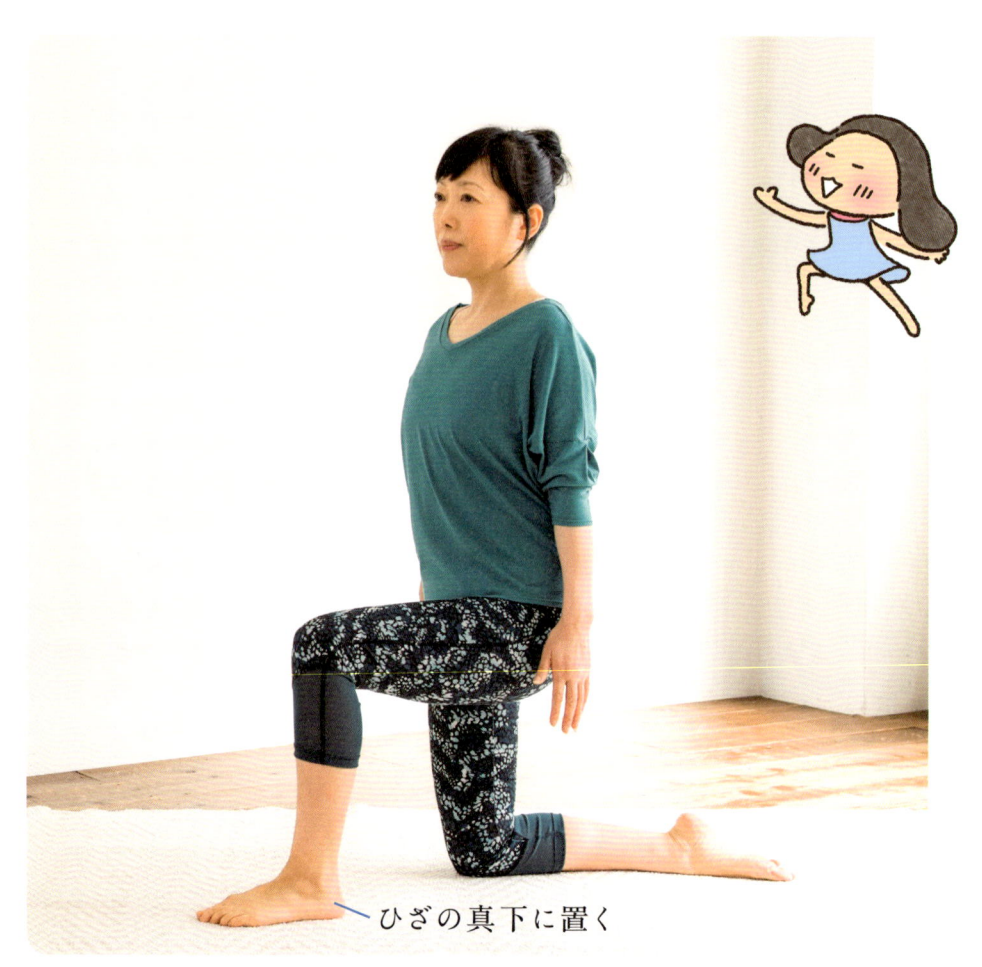

← ひざの真下に置く

1 ひざ立ちから左足を前に出して、ひざの真下にかかとがくるように立てる。

食欲不振やむかつきなど、胃の働きが低下しているなと感じたら、座布団の上でもできるこのポーズ。胃に刺激を与えて血行をよくし、胃壁を強化します。精神的な胃の痛みにも効果があります。

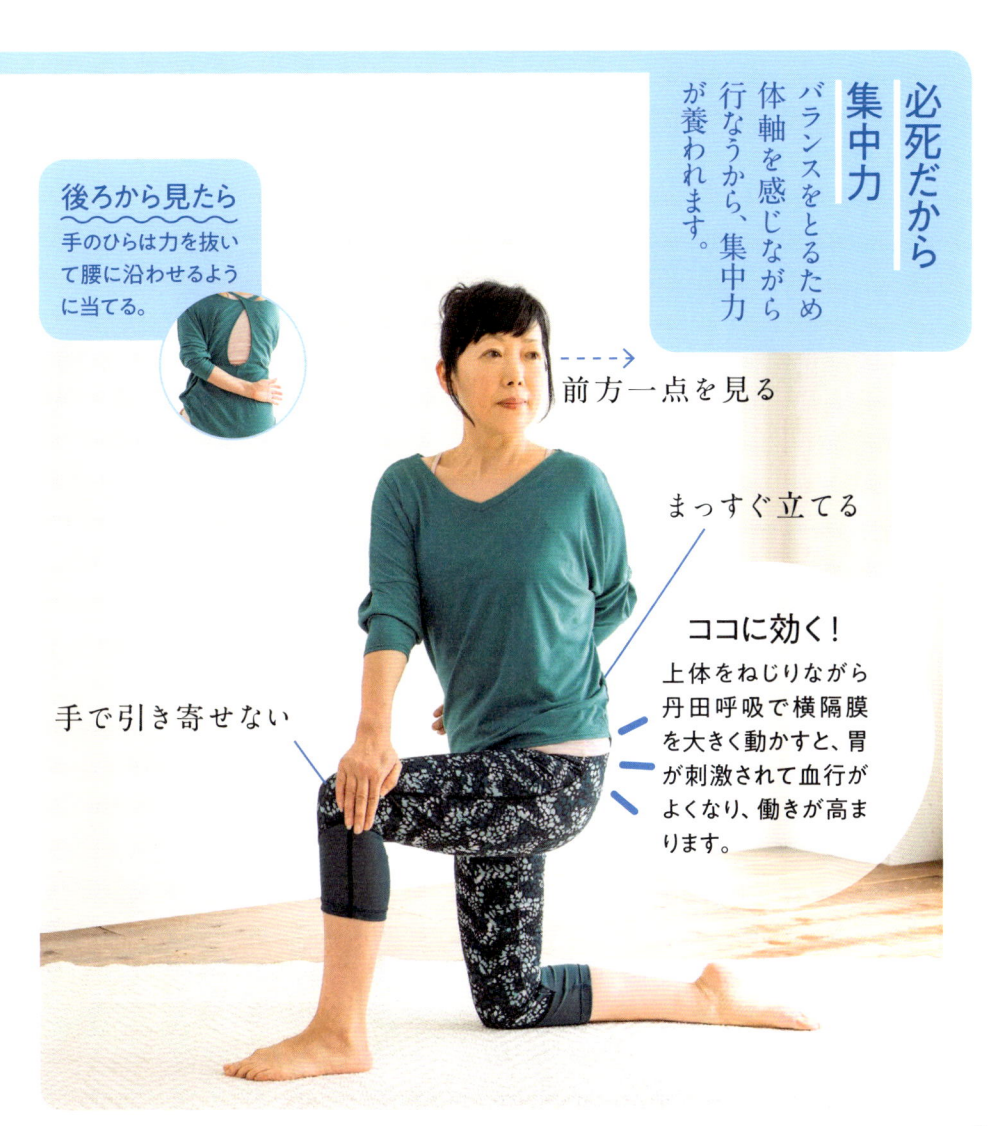

必死だから
集中力

バランスをとるため
体軸を感じながら
行なうから、集中力
が養われます。

後ろから見たら
手のひらは力を抜いて腰に沿わせるように当てる。

前方一点を見る

まっすぐ立てる

ココに効く！
上体をねじりながら丹田呼吸で横隔膜を大きく動かすと、胃が刺激されて血行がよくなり、働きが高まります。

手で引き寄せない

2 左ひざの外側に右手のひらを当て、左手は腰に巻きつけて息を吐く。吸いながら腰・背中を伸ばし、息を吐きながら左側に上体をねじって5呼吸キープ。反対側も同様に。

顔のくすみを解消しながら スッキリ小顔になる

床のゴミをとるついでに **ひざ立ち三角** のポーズ

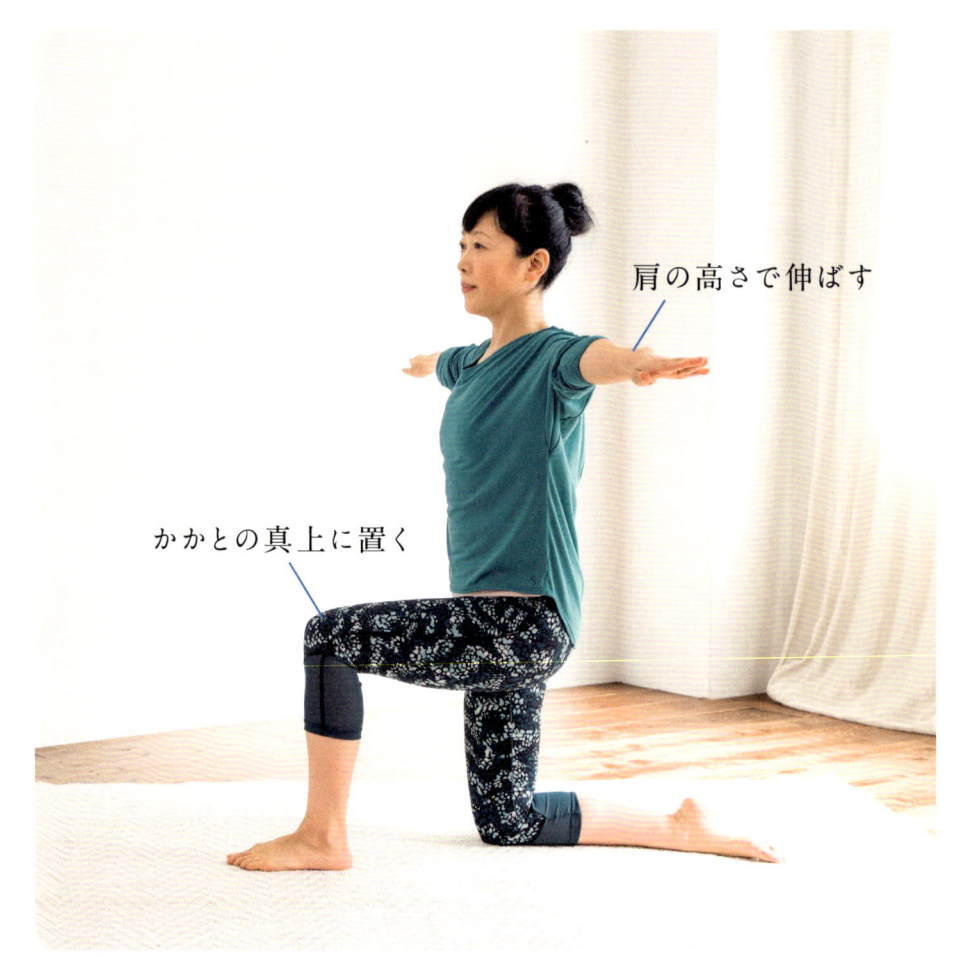

肩の高さで伸ばす

かかとの真上に置く

1 正座からお尻を持ち上げてひざ立ちになり、左足を前に出して息を吐く。吸いながら両手を肩の高さで横に上げる。

疲れた印象を与える顔のくすみや、たるみが目立ってしまうフェイスラインなど、年齢を重ねた顔周りの悩みはこのポーズで解決！ スッキリとした小顔を手に入れましょう。

69

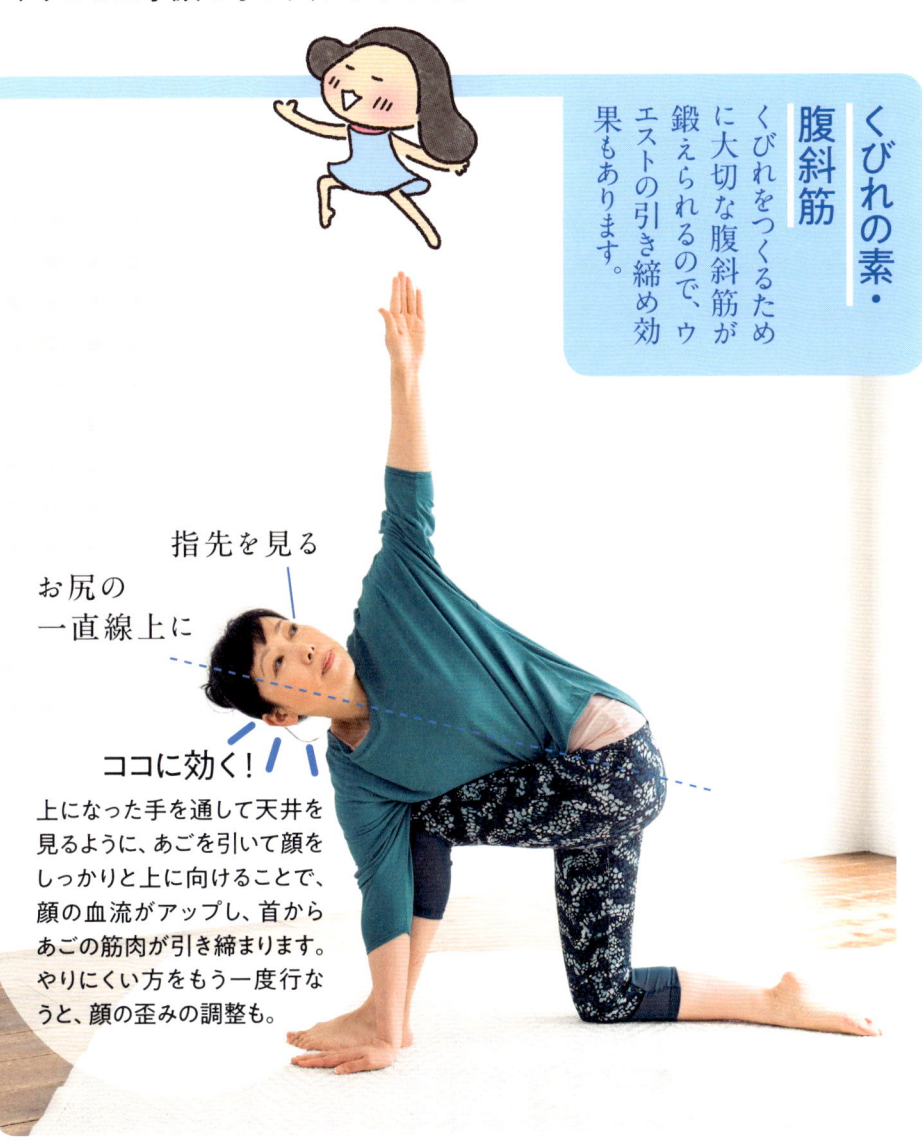

くびれの素・
腹斜筋

くびれをつくるために大切な腹斜筋が鍛えられるので、ウエストの引き締め効果もあります。

指先を見る

お尻の
一直線上に

ココに効く！

上になった手を通して天井を見るように、あごを引いて顔をしっかりと上に向けることで、顔の血流がアップし、首からあごの筋肉が引き締まります。やりにくい方をもう一度行なうと、顔の歪みの調整も。

2 息を吐きながら上体を左側にねじり、右手を左足の外側に置く。左手はまっすぐ天井に向けて、5呼吸キープ。反対側も同様に。

座
り

加齢の象徴
しわ・白髪を予防する

ごめんなさいのついでに **下向きの犬** のポーズ

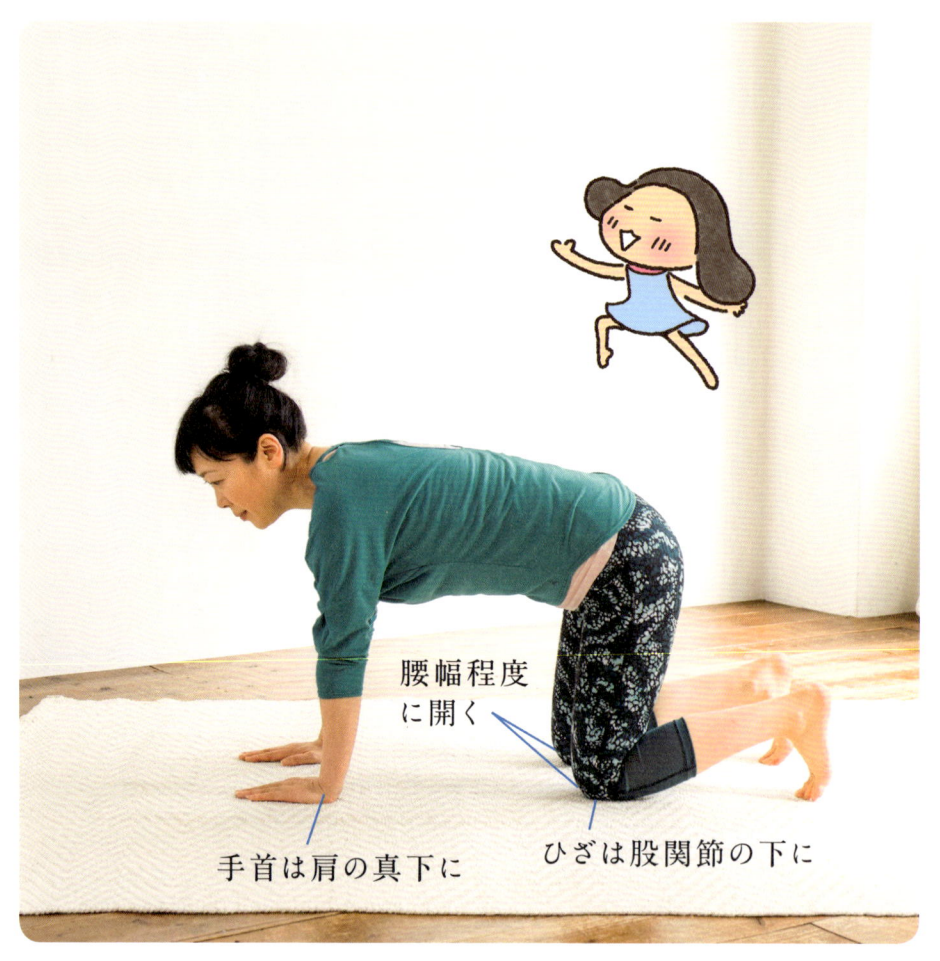

腰幅程度
に開く

手首は肩の真下に

ひざは股関節の下に

1 正座からお尻を持ち上げて四つんばいになり、息を吐いて足先を立てる。

いつまでも若々しくいたい女性にとって、しわや白髪は最大の敵。高い美容液や毛染めを用意する前に、このポーズで頭部の血流をアップ。しわ・白髪を予防して、肌も髪もツヤツヤに保ちましょう。

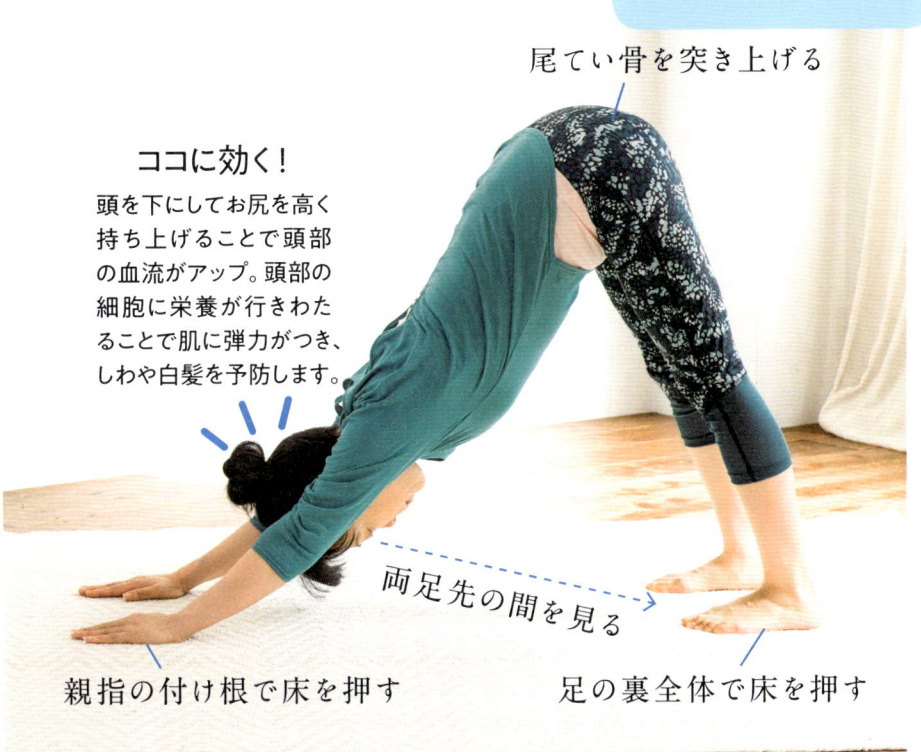

**目の疲れ
スッキリ**
頭部の血流がアップするため、目の疲れや頭痛の緩和にも効果があります。

尾てい骨を突き上げる

ココに効く！
頭を下にしてお尻を高く持ち上げることで頭部の血流がアップ。頭部の細胞に栄養が行きわたることで肌に弾力がつき、しわや白髪を予防します。

両足先の間を見る

親指の付け根で床を押す

足の裏全体で床を押す

2 息を吸いながら手で床を押しながらお尻を持ち上げ、吐きながらひざを伸ばして、かかとを床に付けるようにさらにお尻を高く上げて5呼吸キープ。

更年期に陥りがちな ネガティブ思考を改善

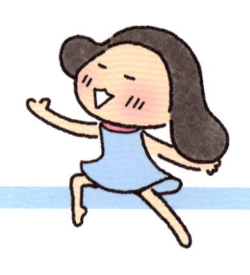

驚くついでに やさしいラクダ のポーズ

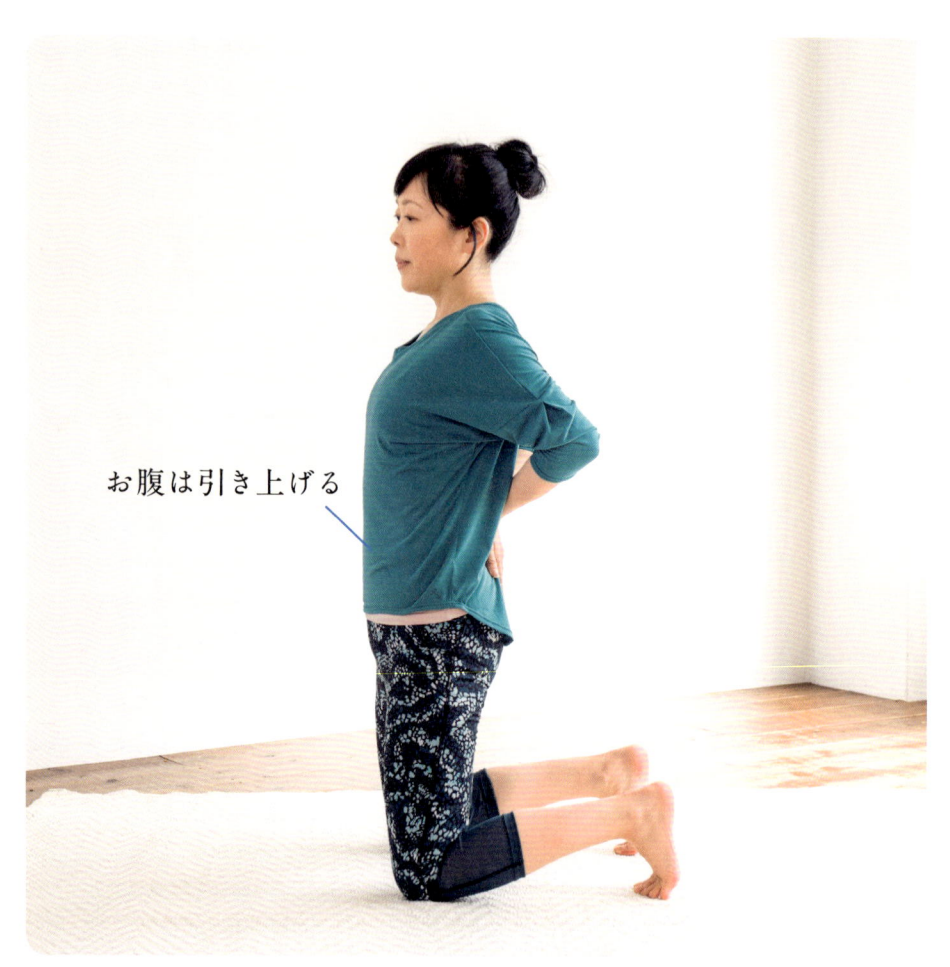

お腹は引き上げる

1 正座からお尻をゆっくり持ち上げ、両足を腰幅程度に開き、足先まで平行にして足先を立てる。息を吐きながら両手を腰に当てる。

家族のこと、健康のこと、将来のこと……、考え始めると悪い方向にばかり思いが巡ってしまうことはありませんか？ そんなときは呼吸が浅くなっています。胸を開いて深い呼吸をして、感情をコントロールしましょう。

ココに効く！

上体を大きく反らせることで肋骨が開き、横隔膜が大きく動くようになります。意識的に呼吸を深く、ゆっくりと行なうことで脳波が安定し、感情をコントロールできるようになります。

斜め上を見る

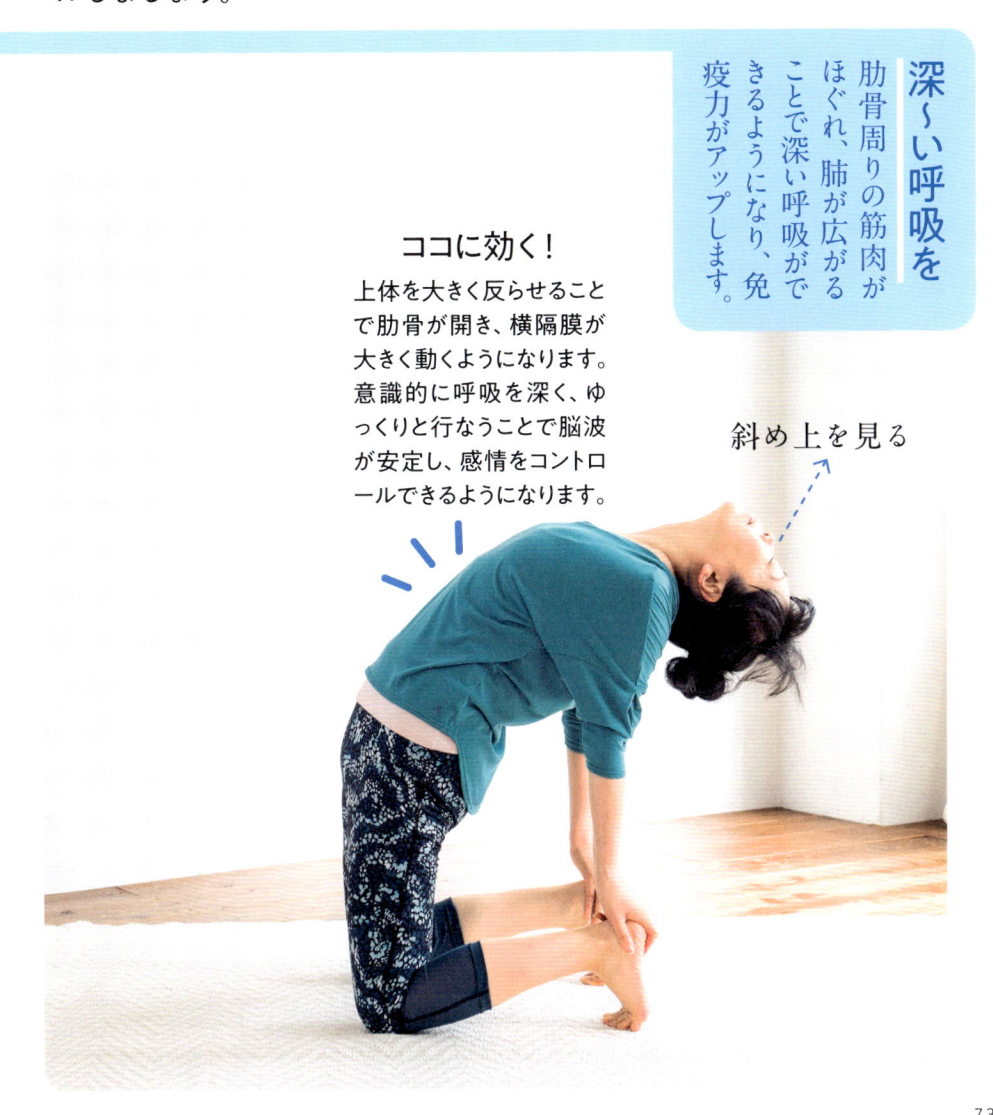

2 息を吸いながら親指を外側に向けてかかとを持ち、息を吐きながら上体を反らし5呼吸キープ。

座
り

呼吸だけで自律神経を整える

　ヨガの奥義ともいえる呼吸。片鼻で呼吸する『気道浄化呼吸法［ナディーショーダナ］』をご紹介します。ヨガでは右鼻で呼吸をする時は、体の機能を活発にする交感神経が優位になり、左鼻で呼吸する時はリラックスさせる副交感神経が優位になるといわれています。この呼吸法で左右バランスよく呼吸をすることで、自律神経のバランスが整っていきます。

〈やり方〉

1 好きな姿勢で座り、両坐骨を床に付けて背筋を伸ばしてあごを軽く引く。

2 左手は左ひざに置き、右手親指を右小鼻に、薬指・小指を左小鼻に当てて押さえる。

3 親指を離して息を吐き終わったら、そのまま右鼻から息を吸う。

4 右鼻から息を吸い終わったら、右鼻を親指で押さえて薬指・小指を離し、今度は左鼻から息を吐く。

5 左鼻から息を吐き終わったら、そのまま左鼻から息を吸う。吸い終わったら薬指・小指で左鼻を押さえ、3に戻る。これを10回繰り返す。

下半身を鍛えて
尿漏れを改善する

仁王立ちのついでに **中腰** のポーズ

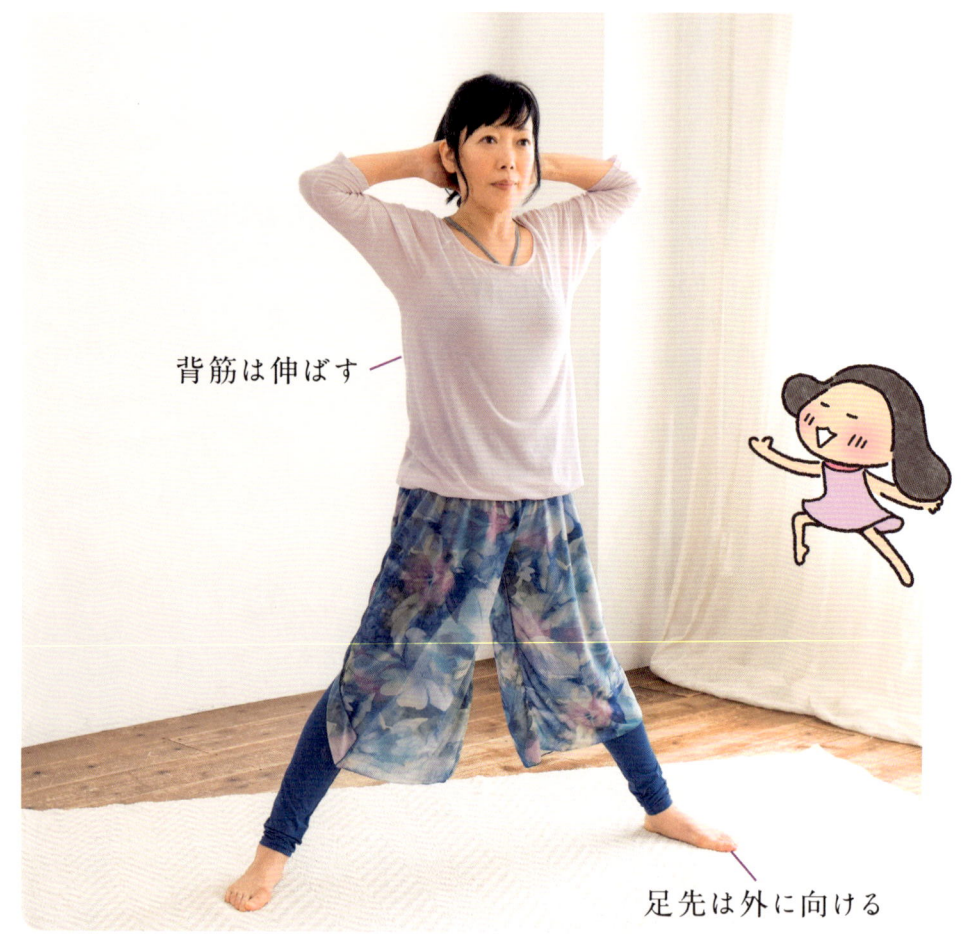

背筋は伸ばす

足先は外に向ける

1 山のポーズ（P27）から足を大きめに開き、足先を外側に向ける。両手を組み、後頭部に当てて息を吐く。

くしゃみをしたときや急に立ち上がったときに襲われる、あのちょこっと漏れの感覚はイヤなものですよね。骨盤の底にある膀胱や内臓を支える骨盤底筋群を鍛えて、尿漏れの原因となるゆるみを改善しましょう。

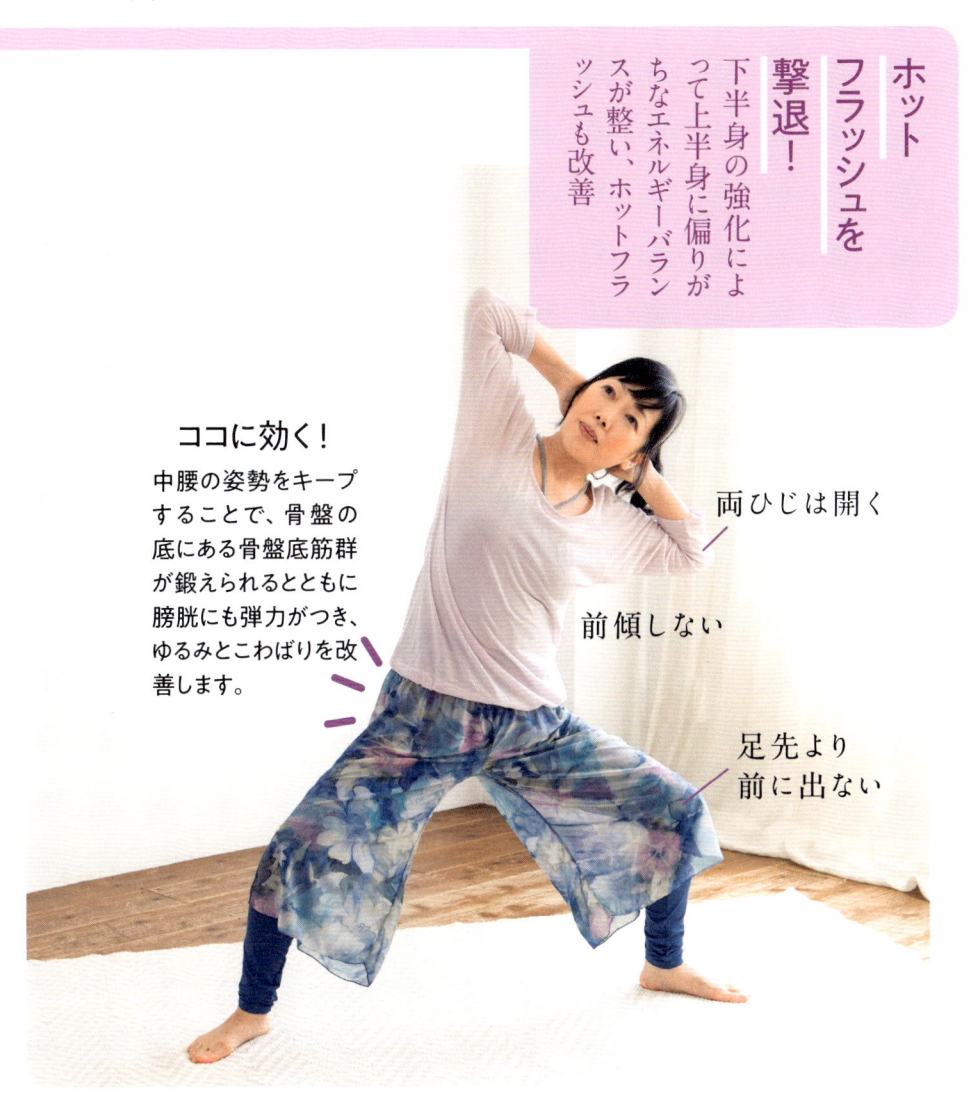

ココに効く！

中腰の姿勢をキープすることで、骨盤の底にある骨盤底筋群が鍛えられるとともに膀胱にも弾力がつき、ゆるみとこわばりを改善します。

両ひじは開く

前傾しない

足先より
前に出ない

2 息を吸いながら腰・背中を伸ばし、両ひじを開きながら腰を落とす。息を吐きながら上体を左に倒し、5呼吸キープ。反対側も同様に。

免疫力を高めて
気力をアップさせる

やる気ついでに **やさしい英雄** のポーズ

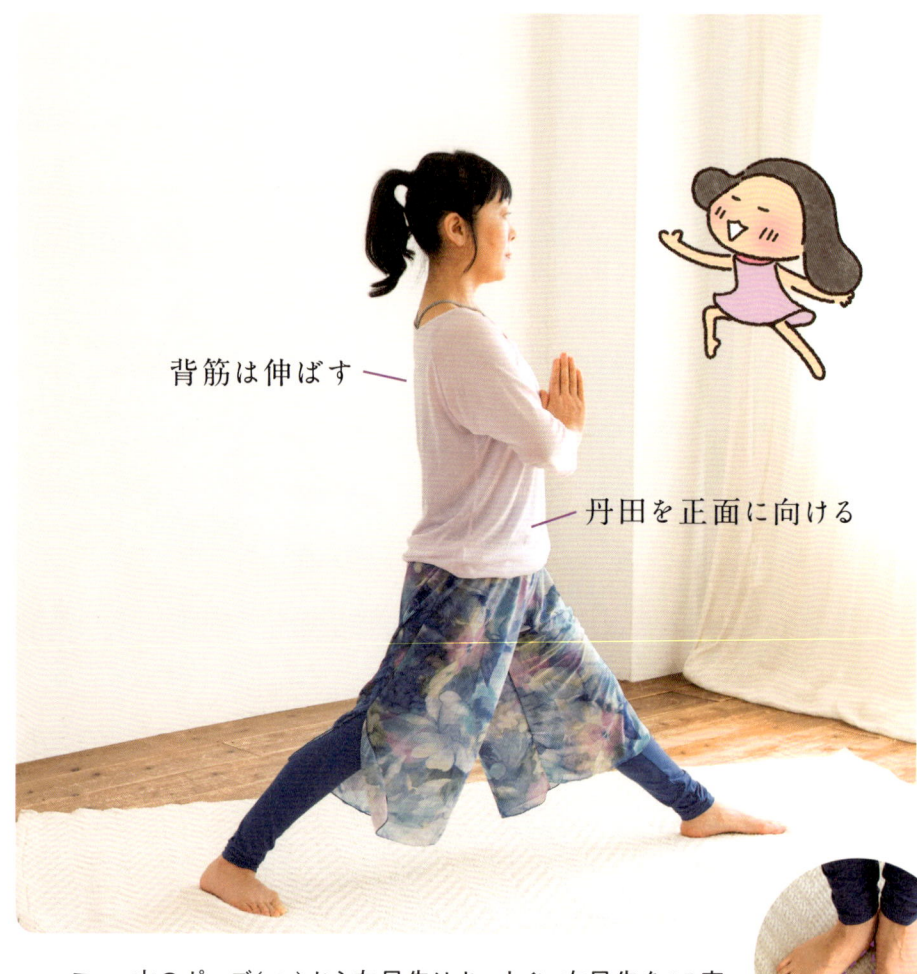

背筋は伸ばす

丹田を正面に向ける

1 山のポーズ(P27)から左足先はまっすぐ、右足先を45度に開く。左足を前に出しておへそを正面に向け、胸の前で合掌して息を吐く。

45°

胸を開いて新鮮な空気を吸う。たったこれだけで確実に免疫力がアップします。なぜなら胸郭を広げることで、免疫力を高める胸腺ホルモンが分泌されるから。同時に気力も高まります。

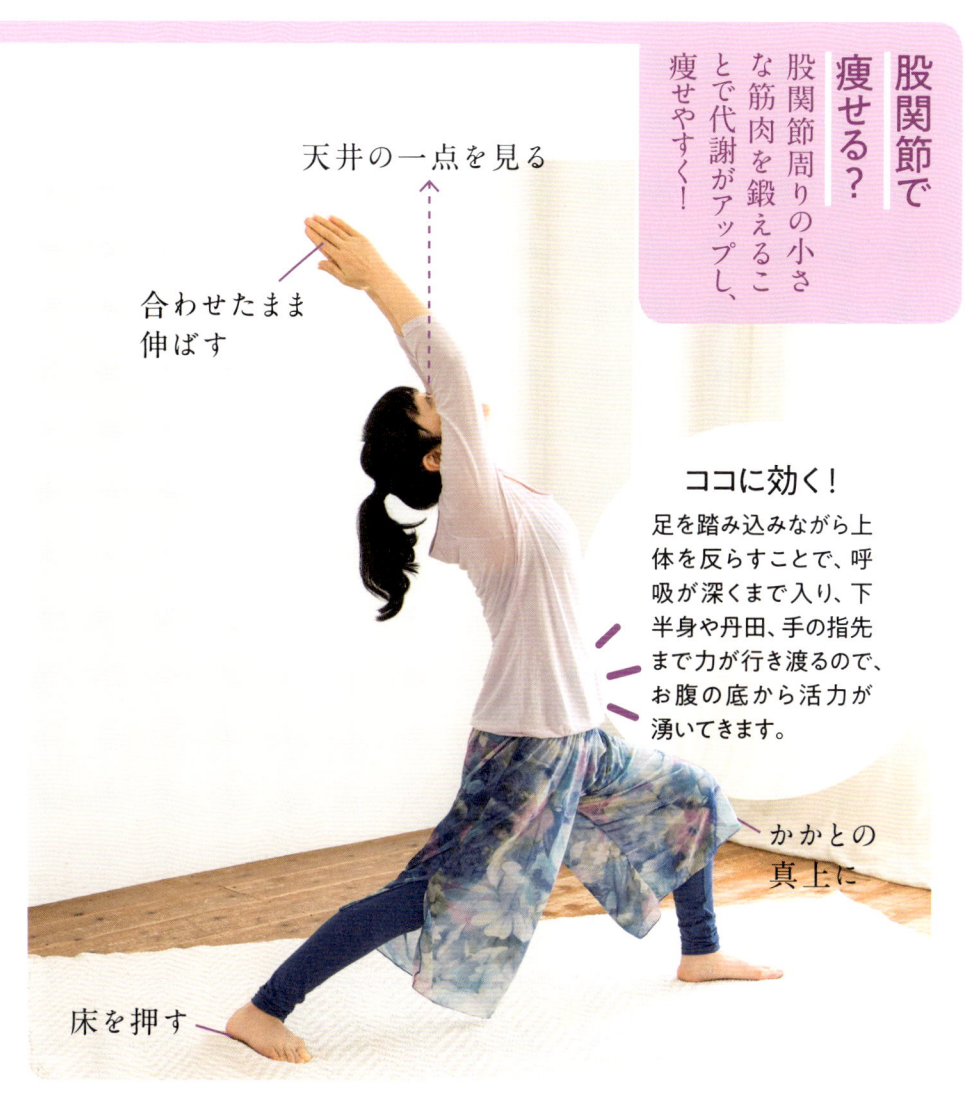

天井の一点を見る

合わせたまま伸ばす

ココに効く！

足を踏み込みながら上体を反らすことで、呼吸が深くまで入り、下半身や丹田、手の指先まで力が行き渡るので、お腹の底から活力が湧いてきます。

かかとの真上に

床を押す

2 息を吸いながら手を上げ、背骨を引き上げる。息を吐きながら左ひざを曲げ、上体を反らして5呼吸キープ。反対側も同様に。

どこでもできる肺強化ポーズ

立ったついでに **月** のポーズ

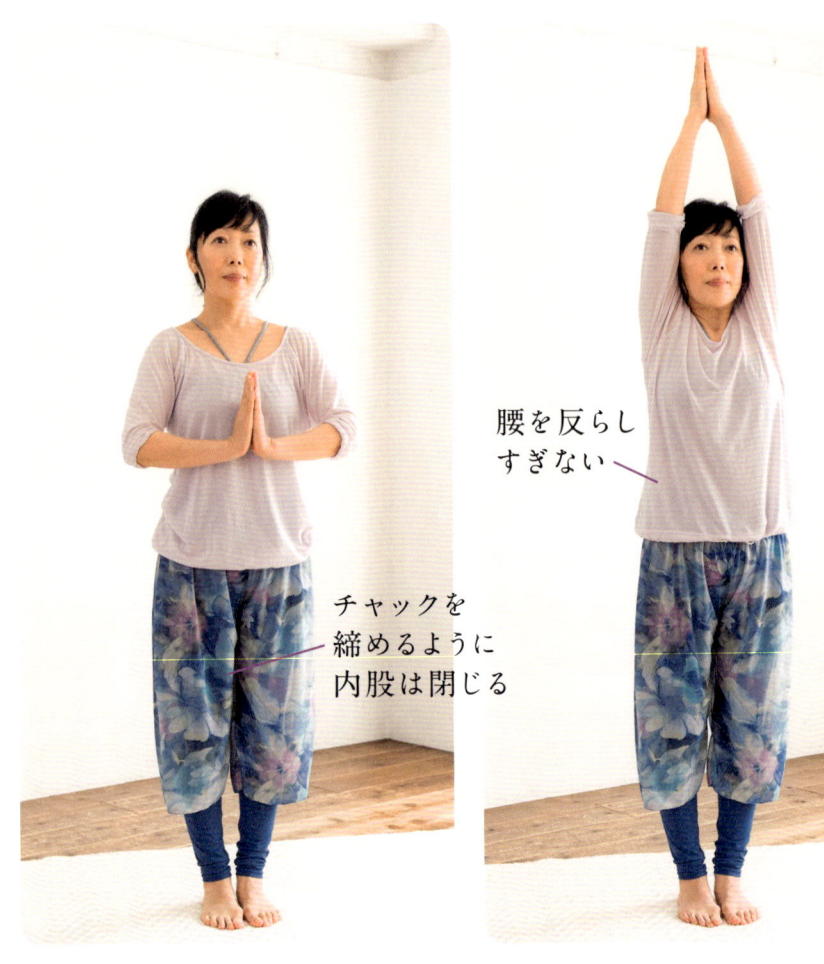

腰を反らし
すぎない

チャックを
締めるように
内股は閉じる

1 山のポーズから、胸の前で合
掌して息を吐く。

2 息を吸いながら足裏で床を
押しながら合掌した手を上げ、
背骨を引き上げる。

前かがみの姿勢が多い日常生活で、無意識に圧迫されている肺は機能が落ちています。ちょっとした空き時間に体側を伸ばして肋骨を開き、肺にたっぷり呼吸を入れて肺を強化しましょう。

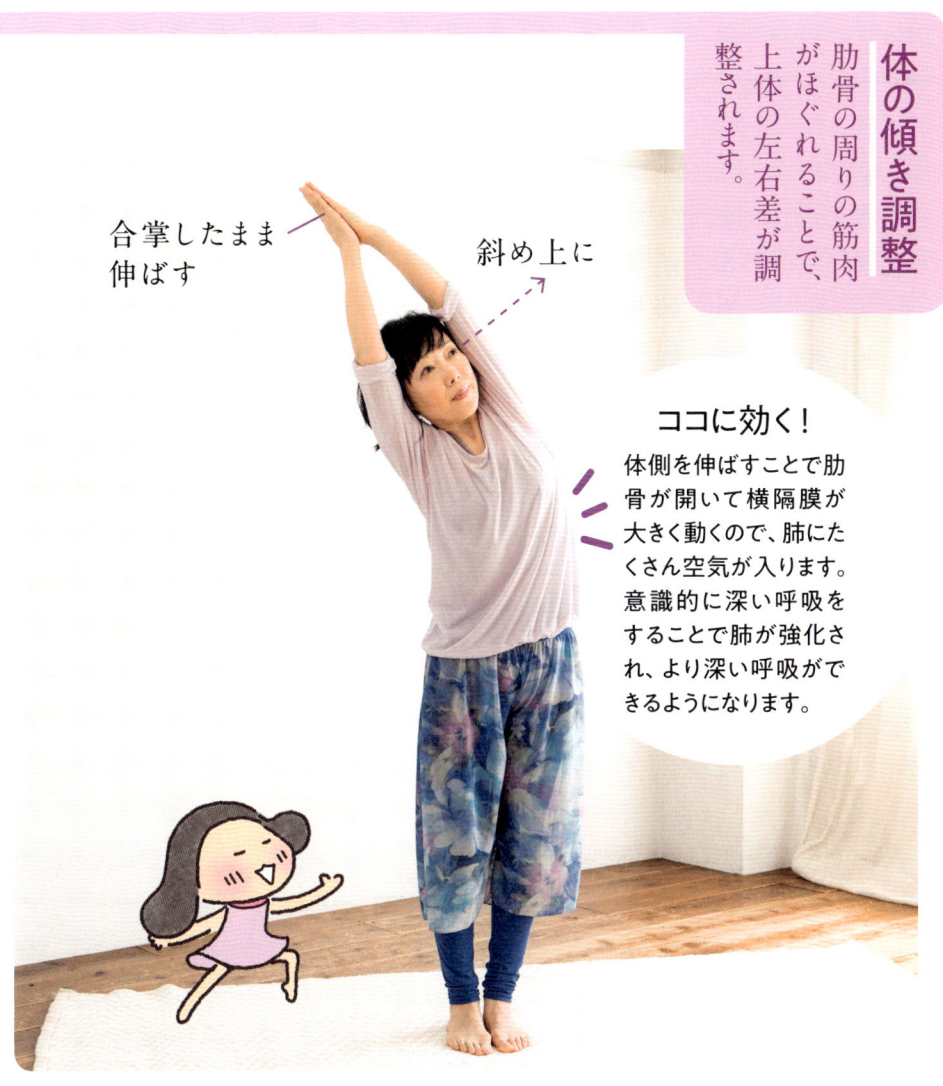

合掌したまま
伸ばす

斜め上に

体の傾き調整
肋骨の周りの筋肉がほぐれることで、上体の左右差が調整されます。

ココに効く！
体側を伸ばすことで肋骨が開いて横隔膜が大きく動くので、肺にたくさん空気が入ります。意識的に深い呼吸をすることで肺が強化され、より深い呼吸ができるようになります。

3 息を吐きながら、上体が前傾しないように意識して右に倒し、5呼吸キープ。反対側も同様に。

心がざわつくときほど
集中力を高めて脳をスッキリ

気分転換のついでに 逆英雄 のポーズ

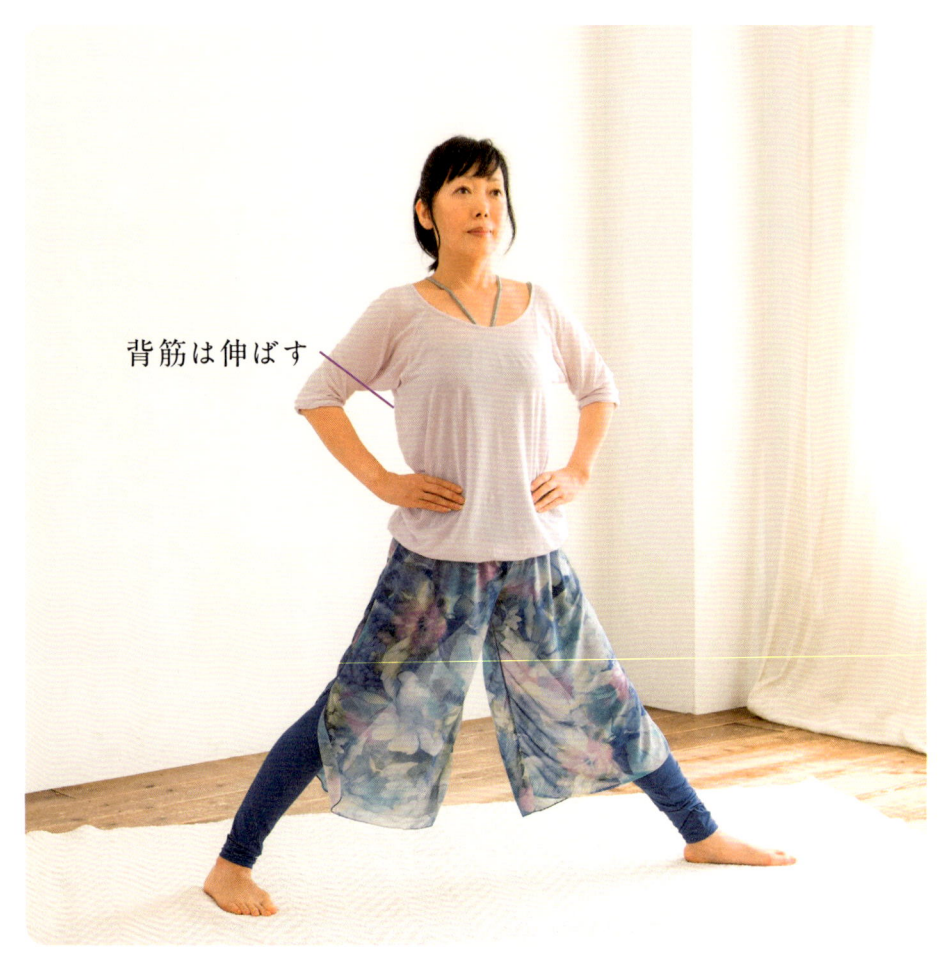

背筋は伸ばす

1 山のポーズ（P27）から足を左右に大きく開き、左足先を真横に、右足先を少しだけ内側に向ける。両手で腰を持ち、おへそを正面に向けて息を吐く。

難易度も運動量も高いこのポーズ。どっしりと下半身を大地に根付かせるポーズは集中力を高めて、全身の血流をよくするので脳までスッキリします。

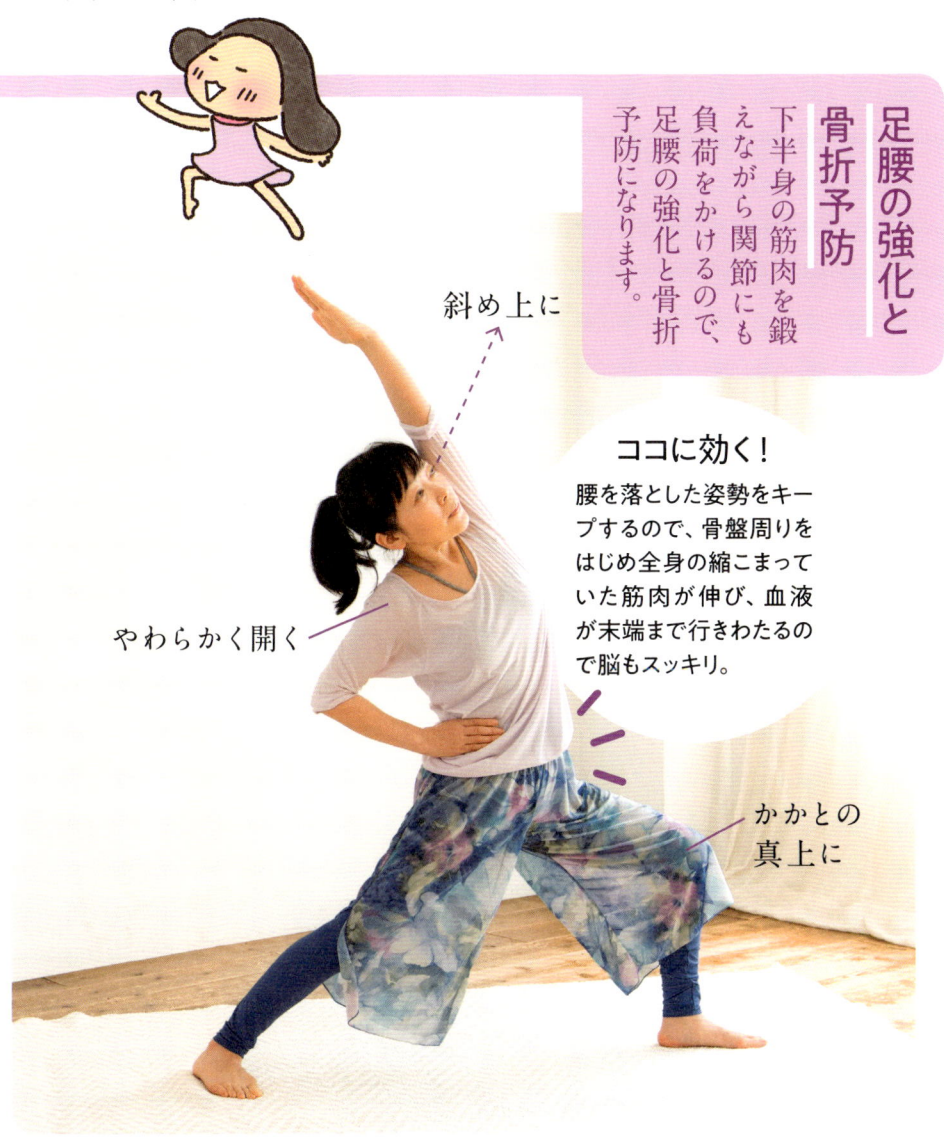

足腰の強化と骨折予防

下半身の筋肉を鍛えながら関節にも負荷をかけるので、足腰の強化と骨折予防になります。

斜め上に

ココに効く！

腰を落とした姿勢をキープするので、骨盤周りをはじめ全身の縮こまっていた筋肉が伸び、血液が末端まで行きわたるので脳もスッキリ。

やわらかく開く

かかとの真上に

2 息を吸いながら左ひざを曲げ、左手を上に伸ばして背骨を引き上げる。吐きながら上体を右に倒し、5呼吸キープ。反対側も同様に。

とにかくお腹を引っ込めたい！
お腹をねじって代謝を高める

かがんだついでに **椅子ねじり**のポーズ

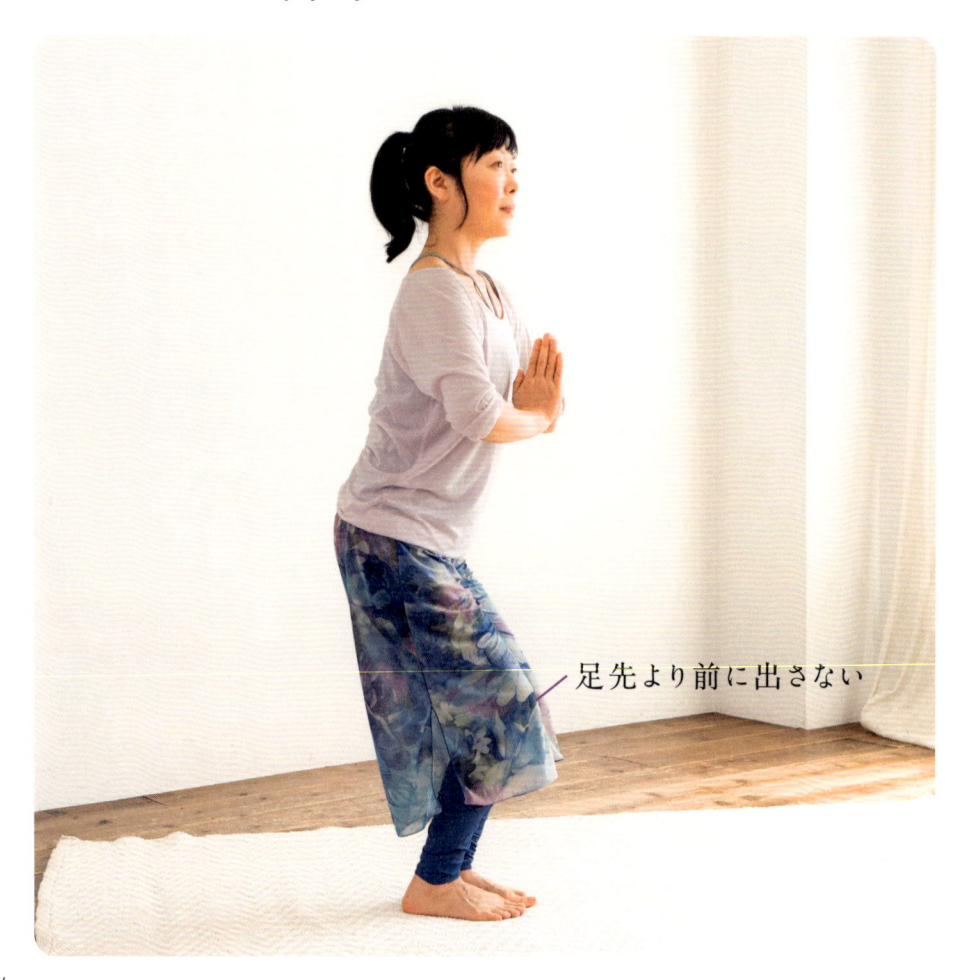

足先より前に出さない

1 山のポーズ（P27）から胸の前で合掌し息を吐く。吸いながら足先よりひざが前に出ないように、椅子に座るイメージで腰を落とす。

それほどは食べていないのにお腹周りが太くなる？ それは基礎代謝の低下が大きな原因です。椅子に座る前にこのポーズで脂肪を燃やし、太らない体を手に入れましょう。

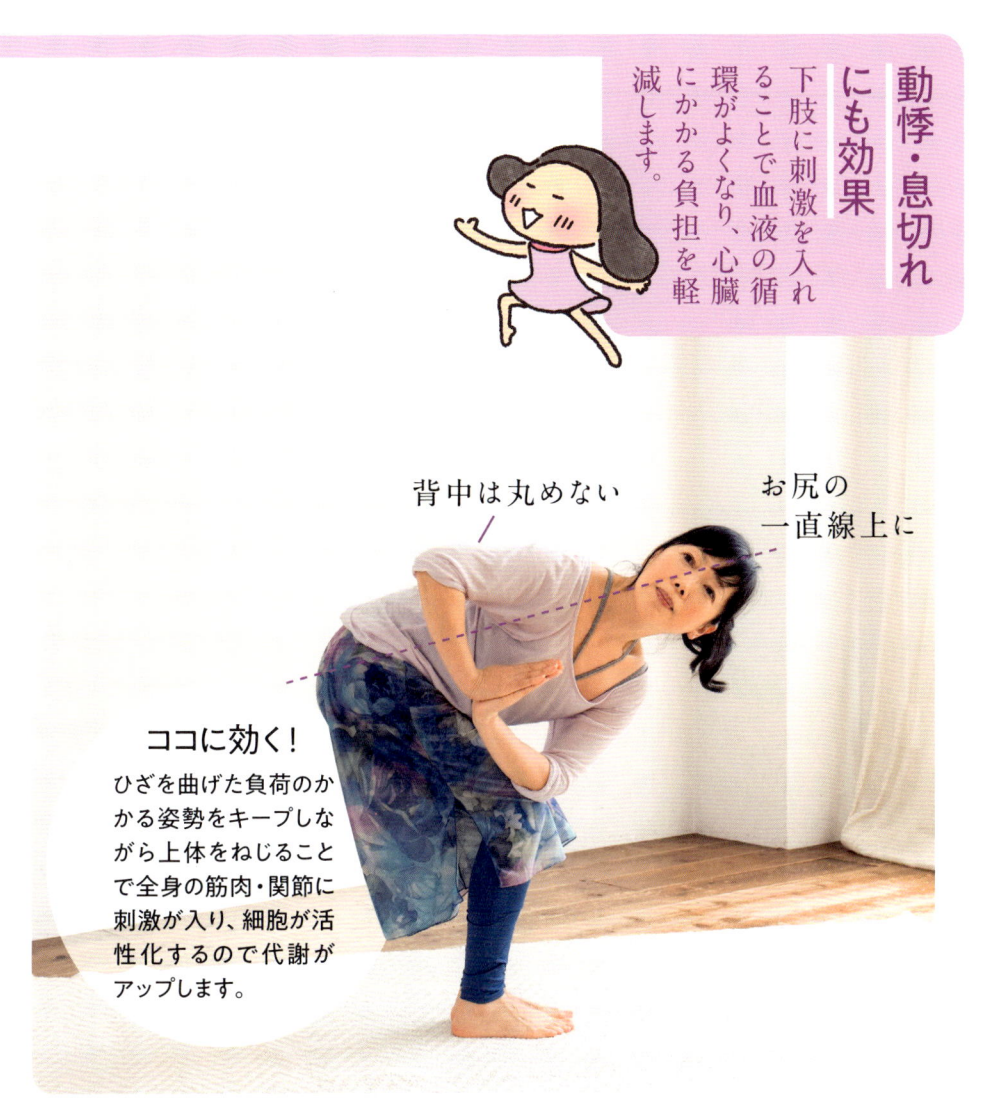

背中は丸めない

お尻の一直線上に

ココに効く！

ひざを曲げた負荷のかかる姿勢をキープしながら上体をねじることで全身の筋肉・関節に刺激が入り、細胞が活性化するので代謝がアップします。

2 息を吐きながら上体を右にねじり、左ひじを右ひざの外側に付けて5呼吸キープ。反対側も同様に。

基礎代謝を上げながら メリハリをつくる

伸びのついでに <u>立ち反り</u> のポーズ

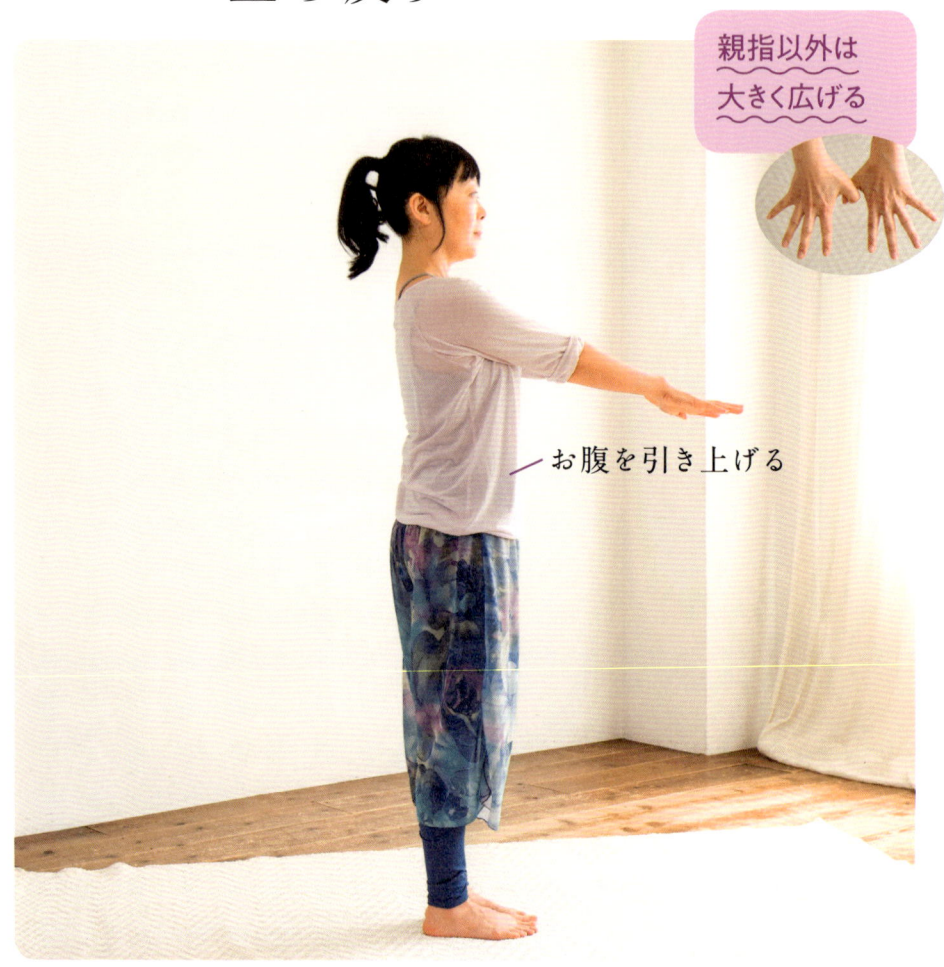

お腹を引き上げる

1 山のポーズ（P27）から手のひらを下に向けて両手の親指同士を絡め、息を吐く。

丹田呼吸をゆっくり、ていねいに行なうだけで基礎代謝は上がります。上体を反りながら、お腹の動きを意識したていねいな丹田呼吸を行なって、代謝アップと均整のとれたボディを手に入れましょう。

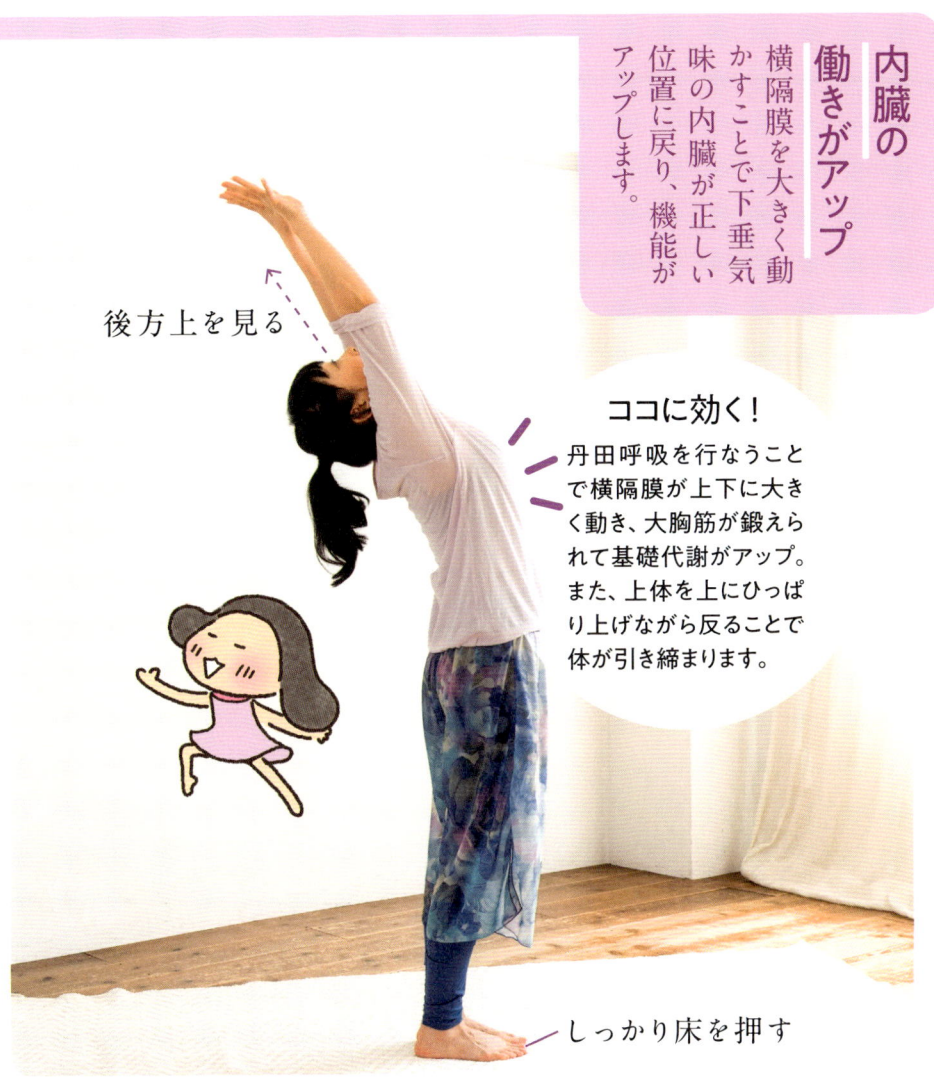

内臓の働きがアップ
横隔膜を大きく動かすことで下垂気味の内臓が正しい位置に戻り、機能がアップします。

後方上を見る

ココに効く！
丹田呼吸を行なうことで横隔膜が上下に大きく動き、大胸筋が鍛えられて基礎代謝がアップ。また、上体を上にひっぱり上げながら反ることで体が引き締まります。

しっかり床を押す

2 息を吸いながら両手を上に伸ばし、背骨を引き上げる。吐きながら足裏で床を押して上体を反らせ、5呼吸キープ。親指のクロスを替えて同様に。

加齢臭の元となる老廃物を排出する力をつける

物を拾うついでに 三角ねじり のポーズ

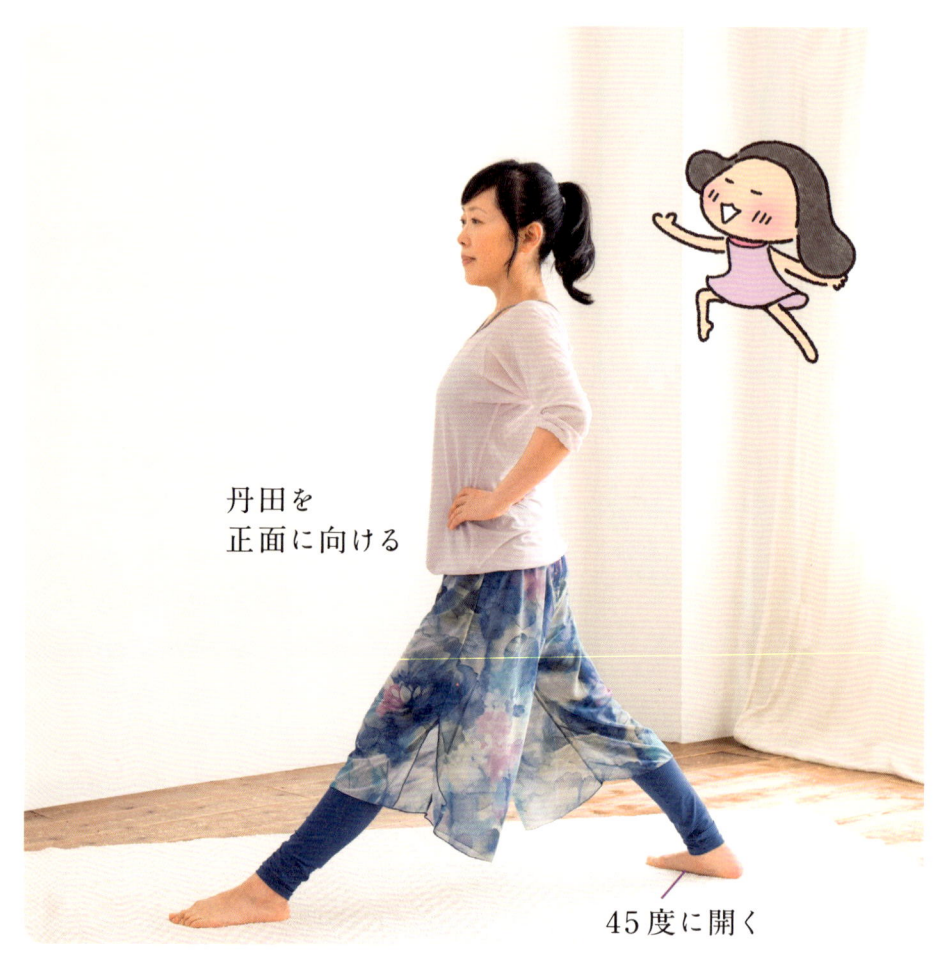

丹田を
正面に向ける

45度に開く

1 山のポーズ（P27）から右足先を45度開き、左足は前に1歩、さらにひと足分踏み込んで床に置く。両手で腰を持って、おへそを正面に向けて息を吐く。

加齢臭はおじさんだけの問題ではありません。代謝が落ちると老廃物が蓄積しやすくなり、加齢臭を発しやすくなります。老廃物を排出する力をつけて、体の中から浄化しましょう。

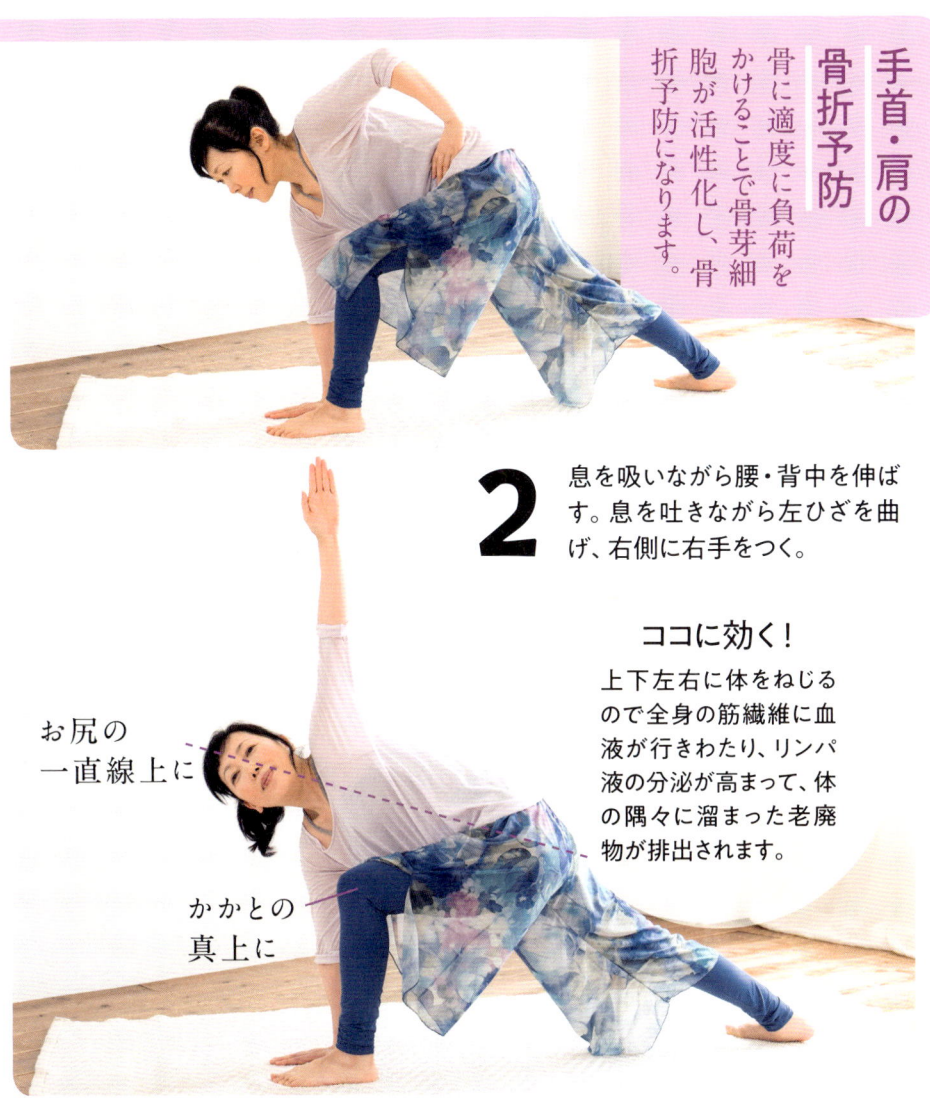

手首・肩の骨折予防

骨に適度に負荷をかけることで骨芽細胞が活性化し、骨折予防になります。

2 息を吸いながら腰・背中を伸ばす。息を吐きながら左ひざを曲げ、右側に右手をつく。

ココに効く!

上下左右に体をねじるので全身の筋繊維に血液が行きわたり、リンパ液の分泌が高まって、体の隅々に溜まった老廃物が排出されます。

お尻の
一直線上に

かかとの
真上に

3 上体を左にねじりながら左手をまっすぐ上に伸ばして5呼吸キープ。反対側も同様に。

体側を気持ちよく伸ばして
美しいボディラインをつくる

とおせんぼのついでに やさしい三角 のポーズ

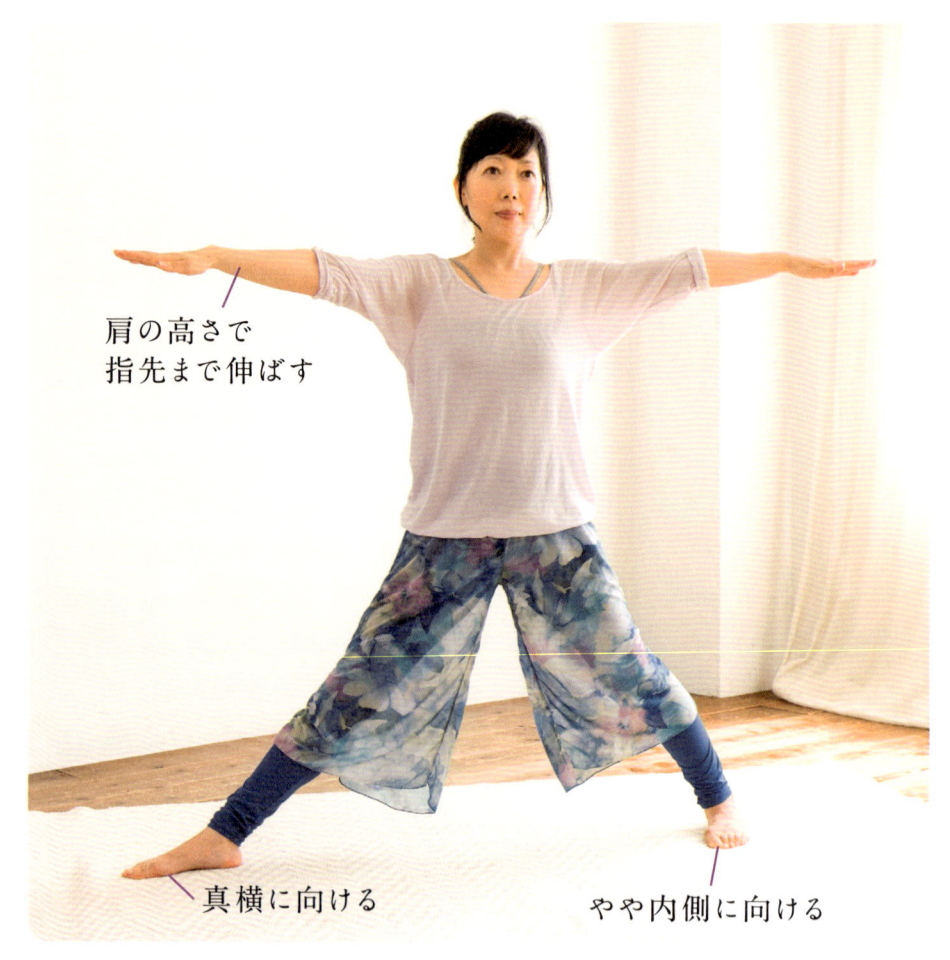

肩の高さで
指先まで伸ばす

真横に向ける

やや内側に向ける

1 山のポーズ（P27）から足を左右に大きく開き、右足先は真横に、左足先はやや内側に向けて息を吐く。息を吸いながら両手を肩の高さで真横に上げる。

スタイルアップはお腹がへこんでいるだけでは不十分。なめらかなサイドラインは女性らしさを際立たせるのに不可欠です。体側を引き締めて、美しいボディラインを手に入れましょう。

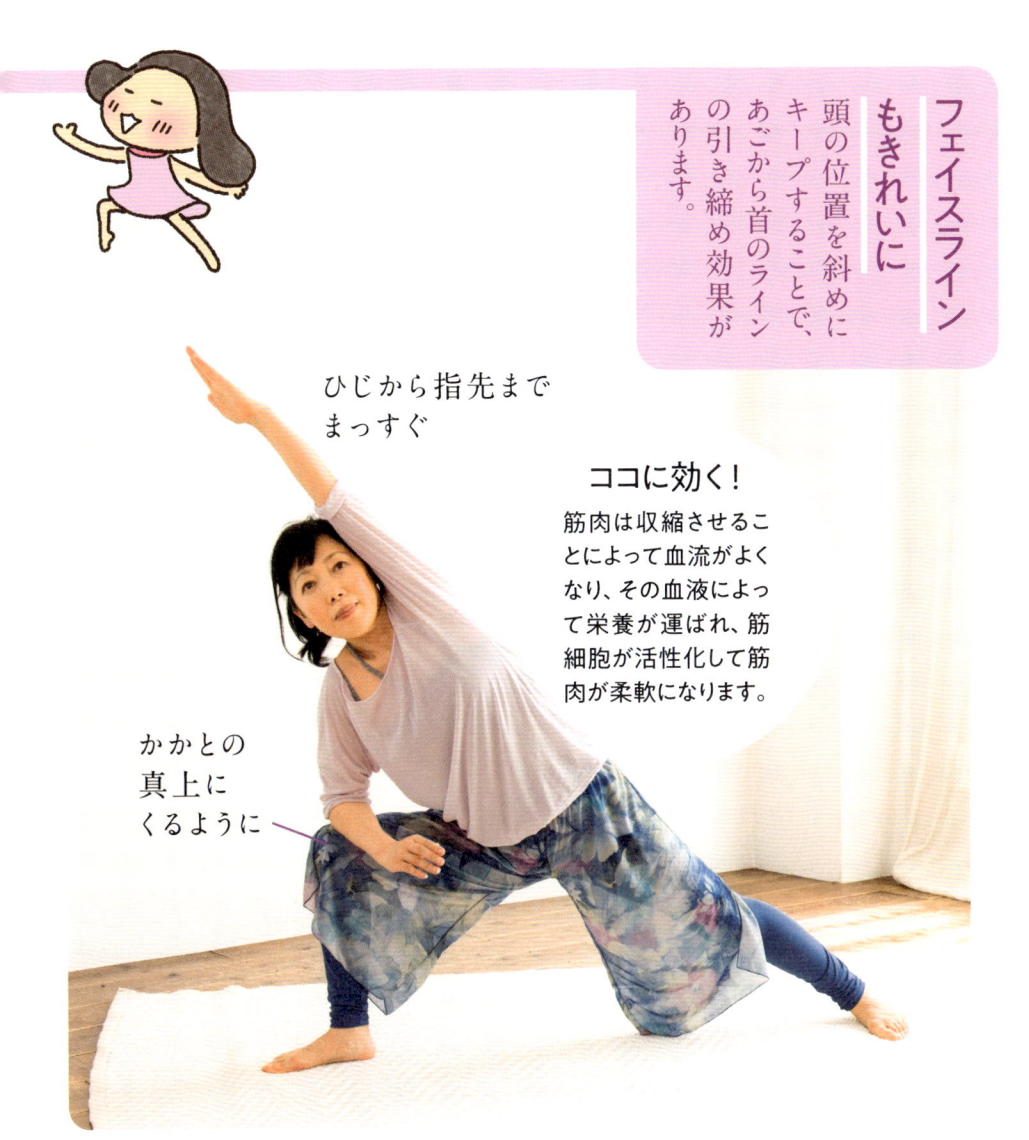

ひじから指先までまっすぐ

ココに効く！
筋肉は収縮させることによって血流がよくなり、その血液によって栄養が運ばれ、筋細胞が活性化して筋肉が柔軟になります。

かかとの真上にくるように

2 右ひざを曲げ、両手を広げたまま上体を右に倒し、右ひじをひざに置く。息を吐きながら左手を上げ、5呼吸キープ。反対側も同様に。

平衡感覚の乱れは心の乱れ
体軸と集中力を鍛える！

歩くついでに **片足上げ** のポーズ

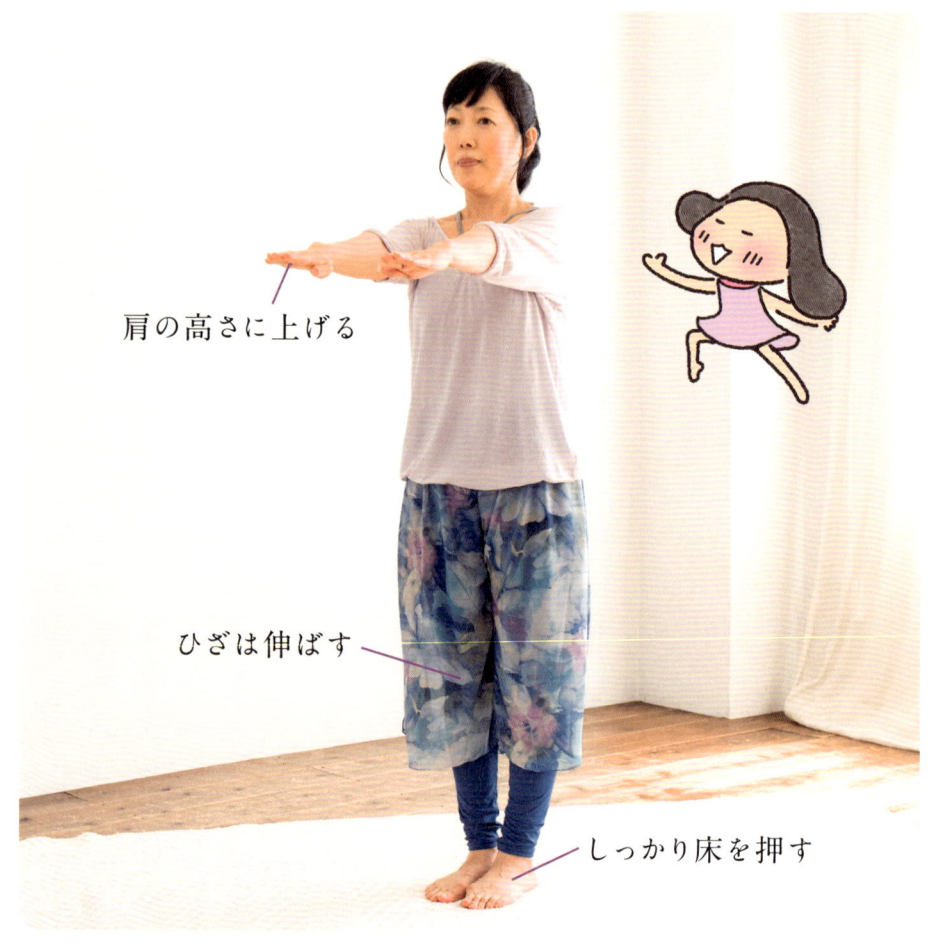

肩の高さに上げる

ひざは伸ばす

しっかり床を押す

1 山のポーズ(P27)から大きく息を吐いて呼吸を整え、息を吸いながら肩の高さまで両手を上げてまっすぐ伸ばす。

体軸をどこまで感じることができるかによって、体年齢が変わってきます。片足を上げるだけの簡単なポーズですが、体軸を鍛え、集中力を鍛えることができる、50代からの必須ポーズです。

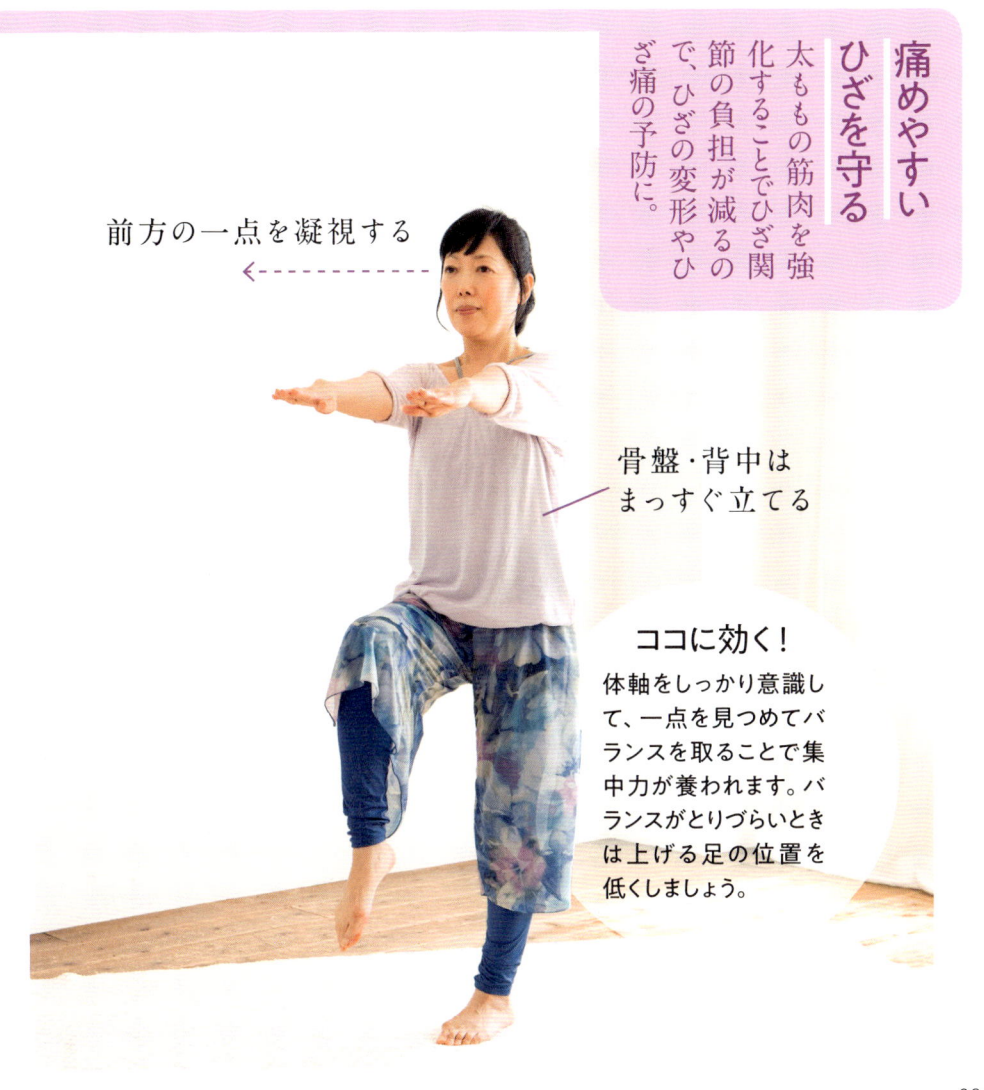

痛めやすい
ひざを守る

太ももの筋肉を強化することでひざ関節の負担が減るので、ひざの変形やひざ痛の予防に。

前方の一点を凝視する ←------

骨盤・背中は
まっすぐ立てる

ココに効く！
体軸をしっかり意識して、一点を見つめてバランスを取ることで集中力が養われます。バランスがとりづらいときは上げる足の位置を低くしましょう。

2 息を吐きながら足先を下に向けて右足を上げ、5呼吸キープ。息を吸いながら手と足を下ろし、息を吐いて脱力。反対側も同様に。

不安感を吹き飛ばす
最強のポーズ

パンチのついでに **ダイナミック** のポーズ

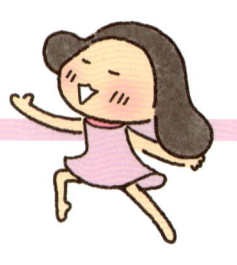

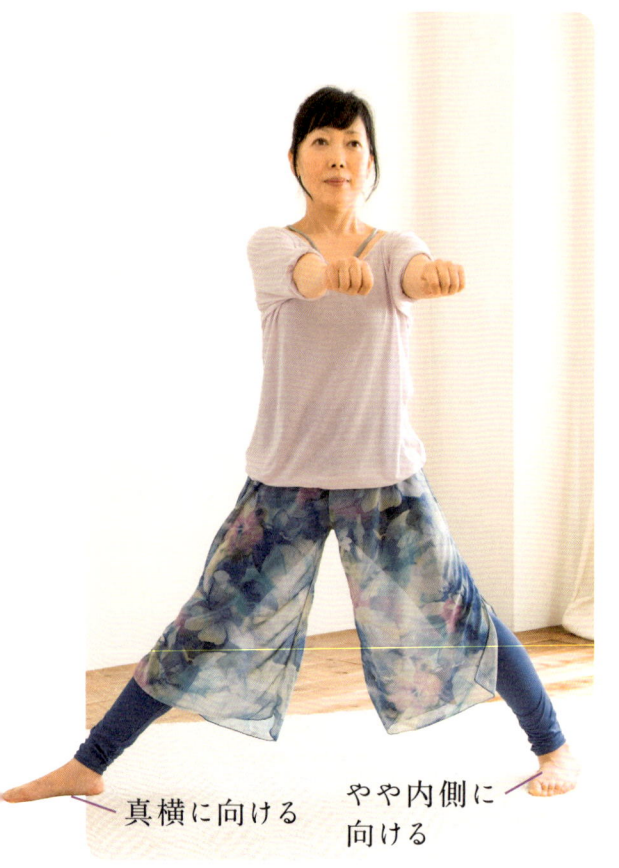

真横に向ける

やや内側に向ける

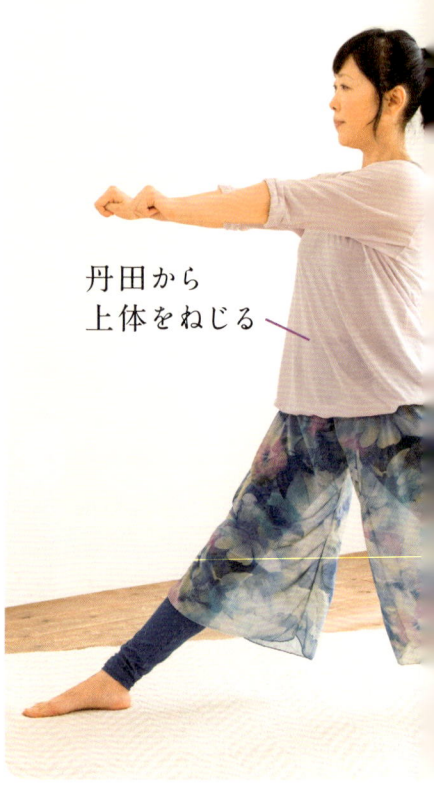

丹田から上体をねじる

94

1
山のポーズ（P27）から両足を左右に大きく開き、右足先は真横に、左足先はやや内側に向けて息を吐く。吸いながら親指を包むように手を握り、両手を肩の高さに上げる。

2
骨盤と背中を立てて背筋を伸ばし、上体を右にねじる。

体を大きく動かすことは、不安感を取り除く効果があります。このポーズで足や手を大きく開きながら踏み込めば、漠然とした不安感も吹き飛びます。気持ちも体も強くする最強のポーズです。

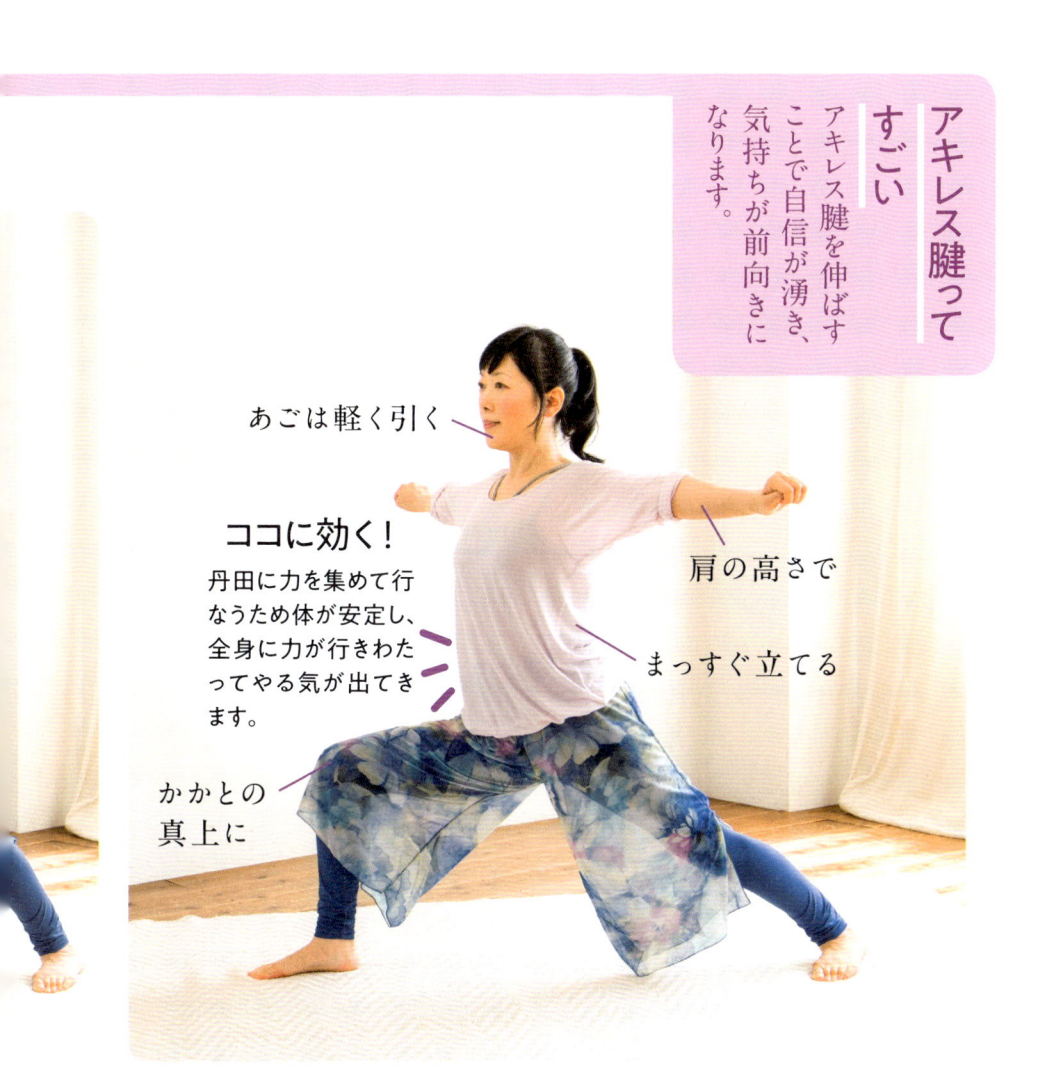

あごは軽く引く

ココに効く！
丹田に力を集めて行なうため体が安定し、全身に力が行きわたってやる気が出てきます。

かかとの真上に

肩の高さで

まっすぐ立てる

3 息を吐きながら右ひざを曲げて腰を落とし、両手を広げて胸を開く。あごを引いて5呼吸キープ。反対側も同様に。

大地と宇宙のエネルギーを充満させすべてを安定させる

ソックスをはくついでに **木** のポーズ

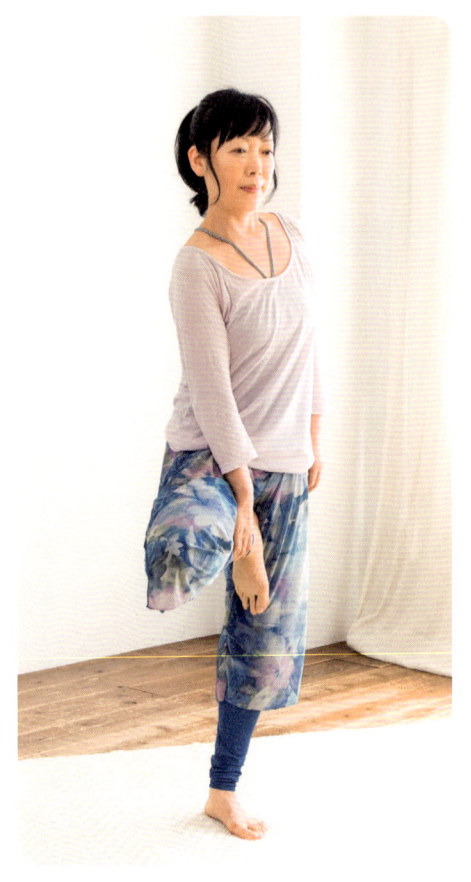

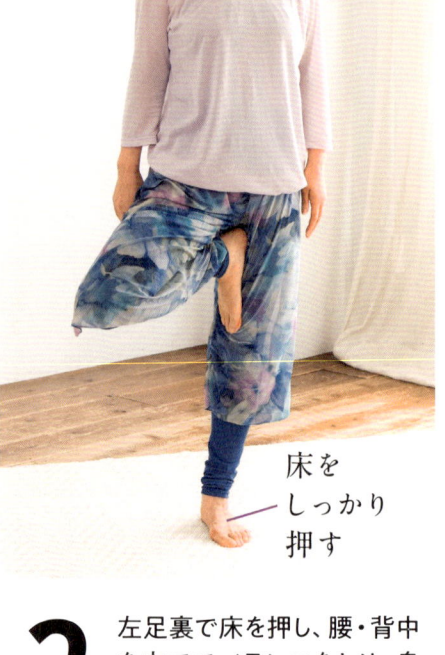

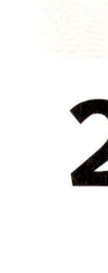

床を
しっかり
押す

1 山のポーズ（P27）から右手で右足を持ち、右ひざを開いて足裏を左太ももの内側に付ける。足が上がらなければふくらはぎ横でもよい。

2 左足裏で床を押し、腰・背中を立ててバランスをとり、息を吐く。

地中に根をはり、空に向かって枝を伸ばす木をイメージしたポーズです。足裏でしっかり床を押して下半身を安定させ、両手は宇宙に向かって伸ばすため、エネルギーが充満し、すべてが安定します。

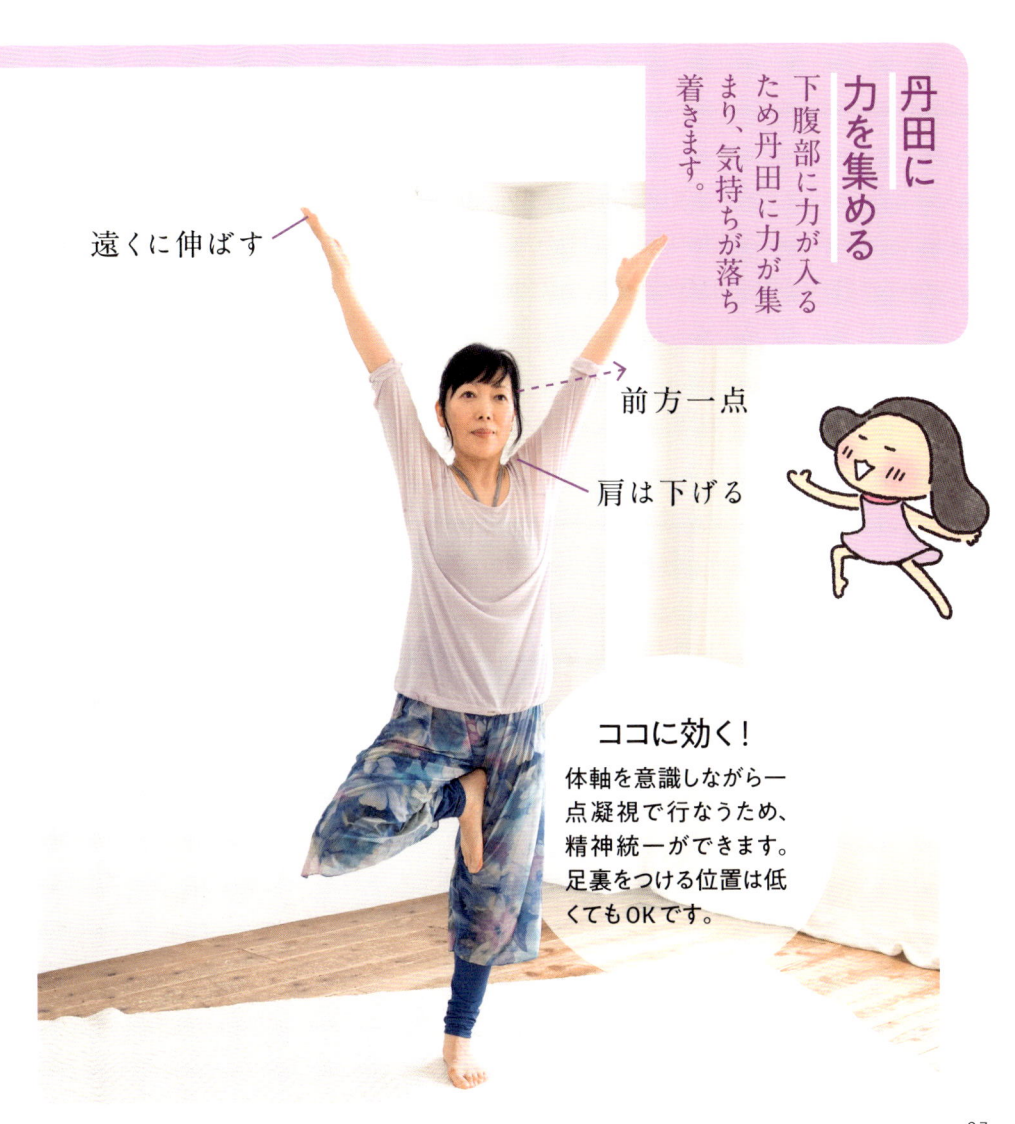

遠くに伸ばす

丹田に
力を集める

下腹部に力が入るため丹田に力が集まり、気持ちが落ち着きます。

前方一点

肩は下げる

ココに効く！

体軸を意識しながら一点凝視で行なうため、精神統一ができます。足裏をつける位置は低くてもOKです。

3 息を吸いながら背骨を引き上げるように両手を真横から上げ、手のひらを内側に向ける。息を吐きながら背中と両手をまっすぐに伸ばして5呼吸キープ。反対側も同様に。

頭をスッキリさせる呼吸法

横隔膜や腹筋を積極的に動かすので血行がよくなり、頭をスッキリさせる効果がある『カパラバティ呼吸法』。やりすぎると酸欠になる恐れがあるので、最初は10回程度から始めて、慣れてきたら少しずつ回数を増やしましょう。この呼吸法は腹筋や横隔膜をつかうので、食後すぐや満腹状態の時は避けましょう。また、高血圧の方やめまいのある方は避けてください。

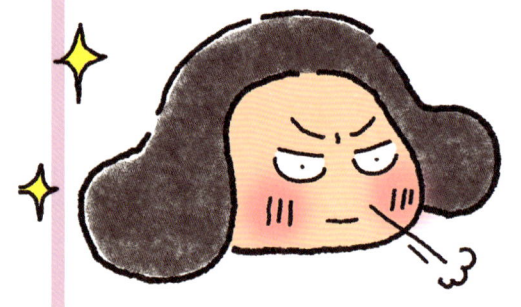

〈やり方〉

1 好きな姿勢で座り、両坐骨を床に付けて背筋を伸ばしてあごを軽く引く。

2 リズミカルに「フ、フ、フ、フ」とお腹の筋肉を動かしながら、力強く鼻から息を吐き続ける。

3 息を吐き終わったら、ゆっくりと鼻から息を吸う。これを数回繰り返す。

椅子 ヨガ

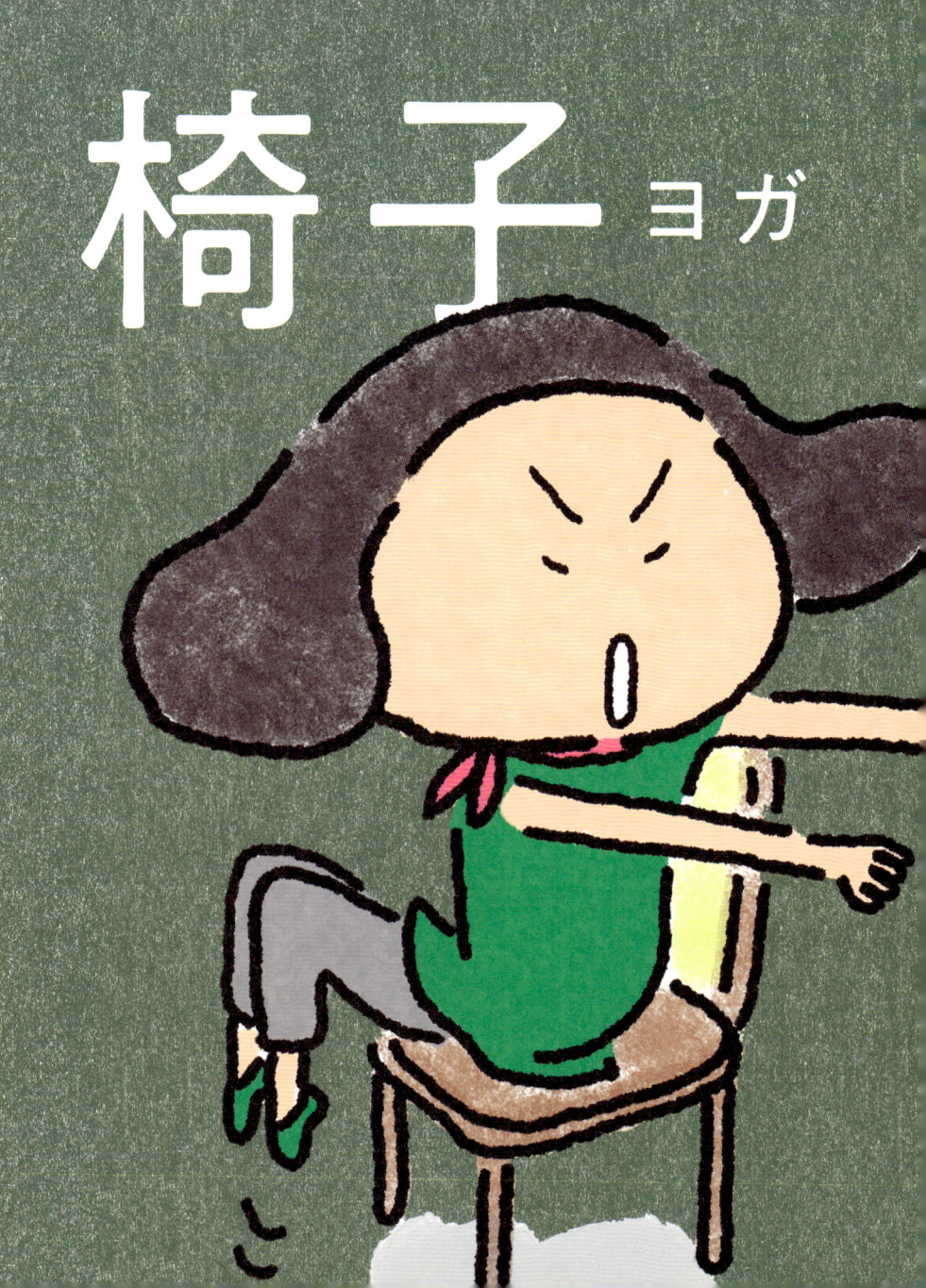

座ったままで
足のむくみを解消する

足を組むついでに **わし** のポーズ

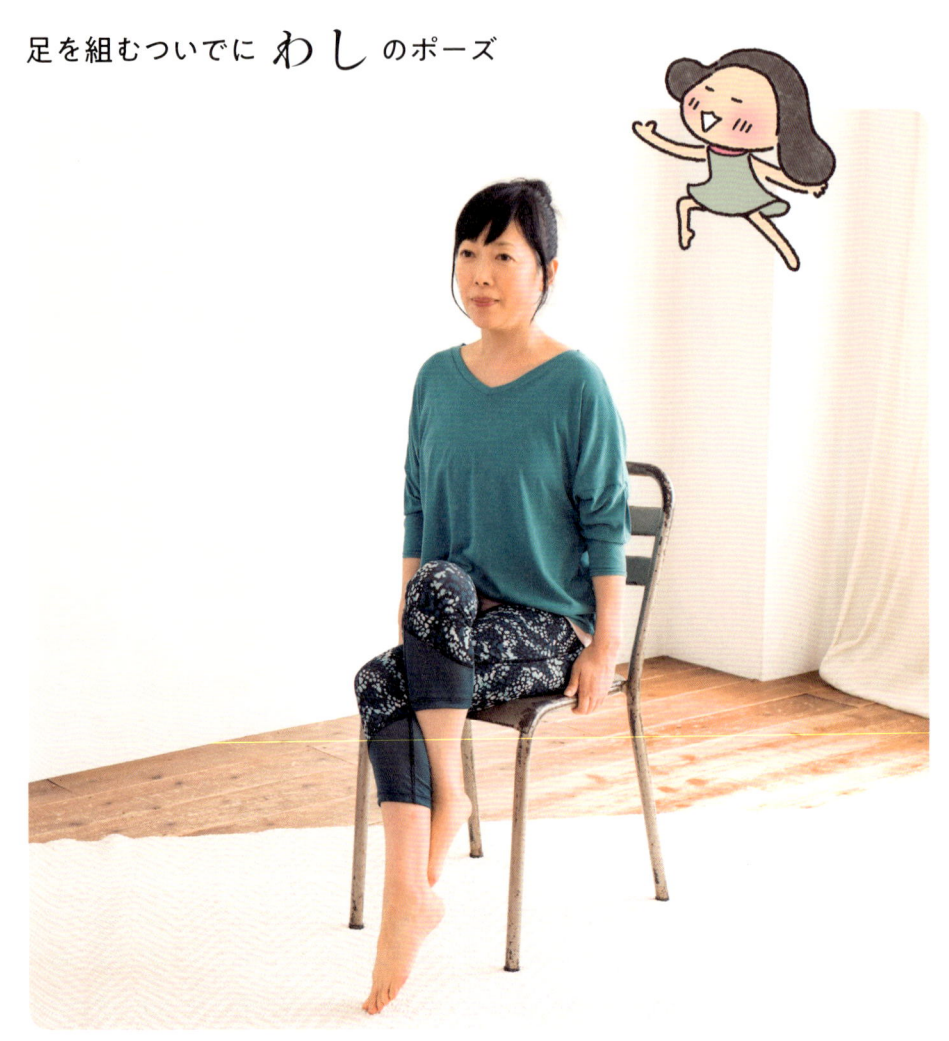

1 足を揃えて椅子に座り、両手で椅子の横を持つ。右足を左足の太ももとふくらはぎに絡めて息を吐く。太ももに絡めるだけでもよい。

このポーズはほとんど上体を動かさずに手軽にできるので、仕事や家事の合間の気分転換におすすめ。座り姿勢が多くて足のむくみに悩んでいる人は、時間を決めて行なうとより効果が実感できます。

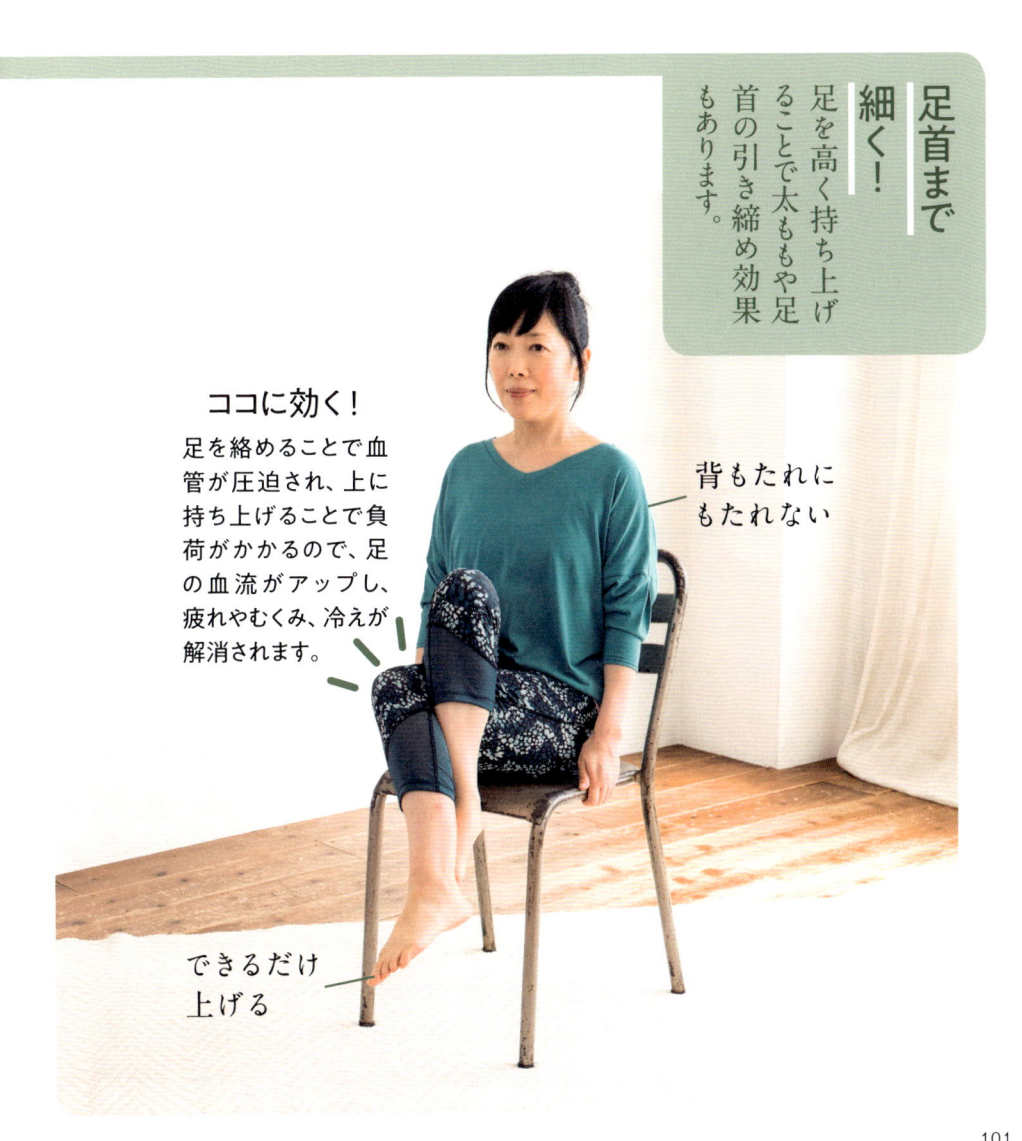

足首まで細く！
足を高く持ち上げることで太ももや足首の引き締め効果もあります。

ココに効く！
足を絡めることで血管が圧迫され、上に持ち上げることで負荷がかかるので、足の血流がアップし、疲れやむくみ、冷えが解消されます。

背もたれにもたれない

できるだけ上げる

2 息を吸いながら腰を立てて背筋を伸ばし、息を吐きながら足を持ち上げて5呼吸キープ。反対側も同様に。

腋下リンパを流して
二の腕を引き締める！

座ったついでに **つりばり** のポーズ

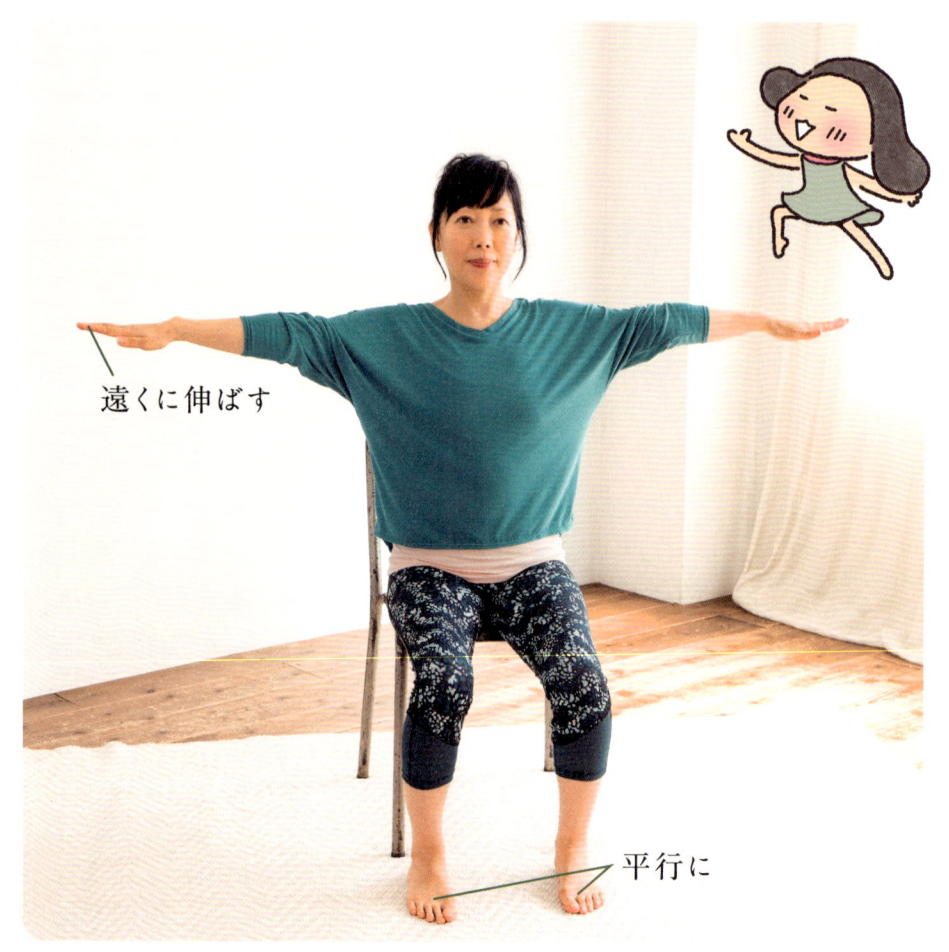

遠くに伸ばす

平行に

1 椅子に座り両足を腰幅程度に開き息を吐く。吸いながら
腰・背中を伸ばし、両手を真横から肩の高さに上げる。

加齢により脂肪がつきやすく、痩せにくくなる二の腕。腕を大きく広げることで脇にある腋下リンパを刺激し、二の腕に溜まった老廃物を流すことができるので、スッキリほっそり効果が期待できます。

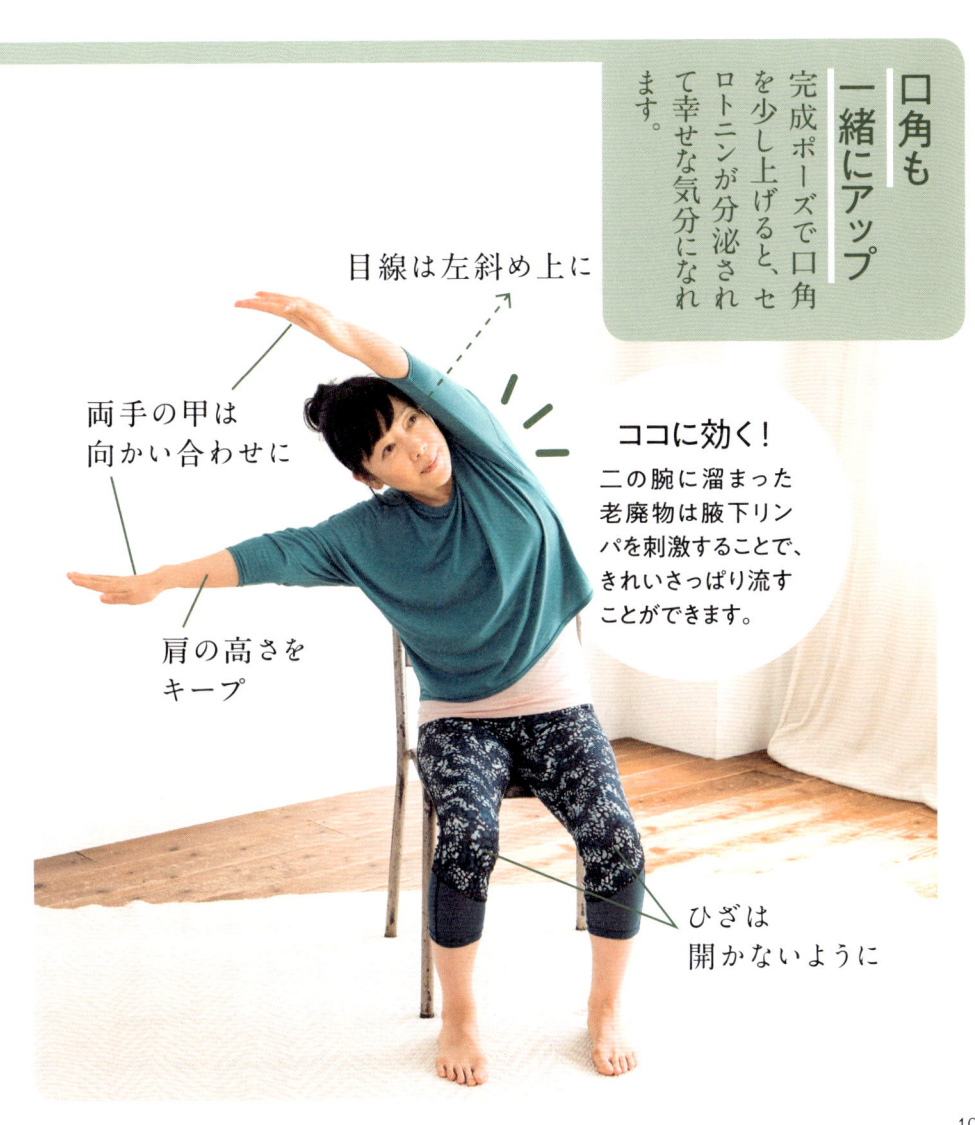

目線は左斜め上に

両手の甲は
向かい合わせに

肩の高さを
キープ

口角も
一緒にアップ

完成ポーズで口角を少し上げると、セロトニンが分泌されて幸せな気分になれます。

ココに効く！
二の腕に溜まった老廃物は腋下リンパを刺激することで、きれいさっぱり流すことができます。

ひざは
開かないように

2 息を吐きながら上体を右に倒し、左手は手のひらを上に向け、左耳に近づけて5呼吸キープ。反対側も同様に。

椅子に座って手軽にできる腰痛＆前傾姿勢対策

おしゃべりのついでに **かかと伸ばし** のポーズ

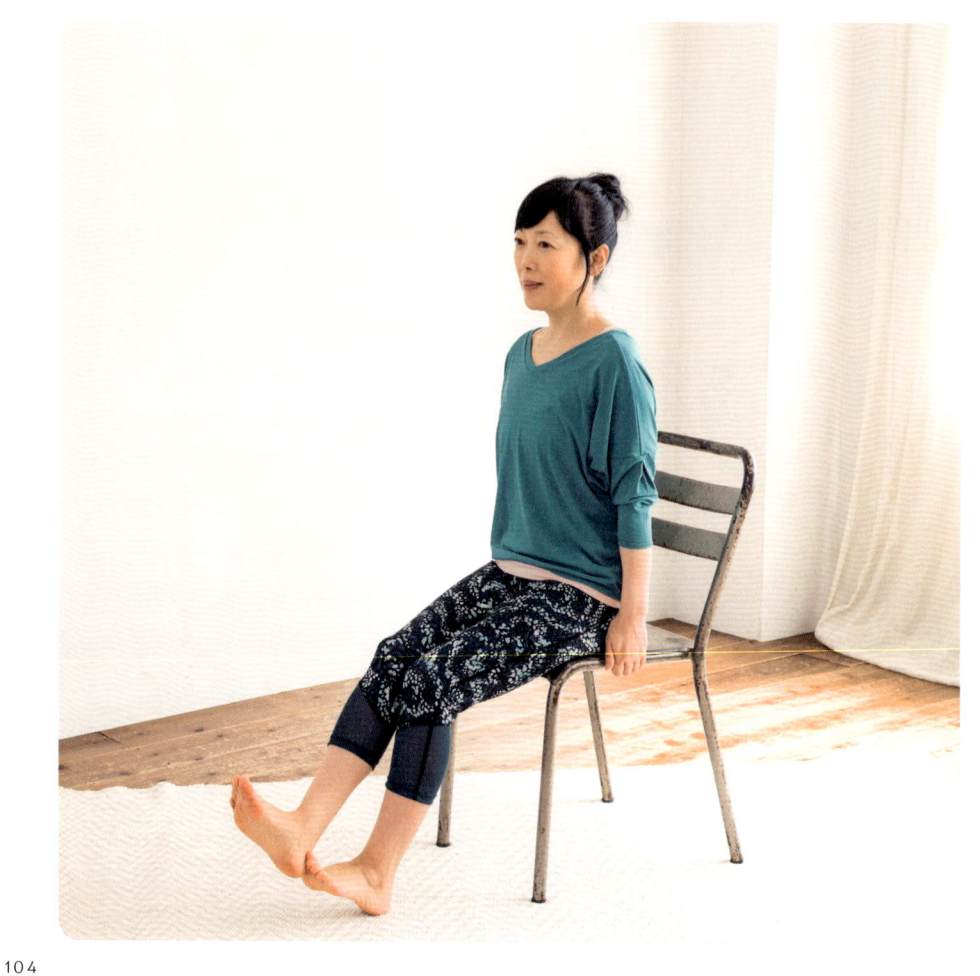

1 椅子に座り両手で椅子を持つ。息を吐きながら右足かかとを左足先に重ねるように乗せる。

横向きの姿を鏡で映したときにひざが曲がっている人は、腰痛に悩む危険性大。骨盤と連動するひざをまっすぐ伸ばして、腰の負担を軽減するだけでなく、きれいな立ち姿も手に入れましょう。

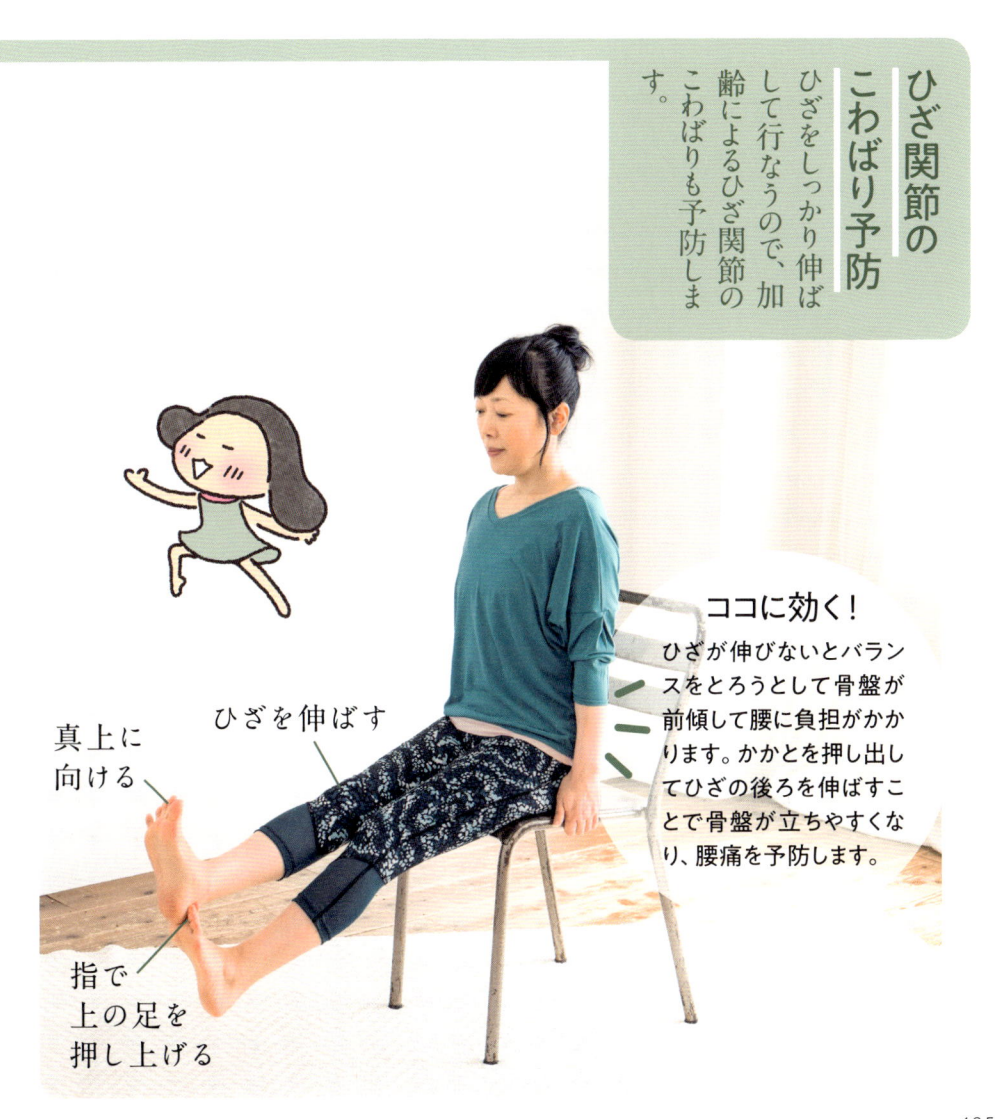

ココに効く！
ひざが伸びないとバランスをとろうとして骨盤が前傾して腰に負担がかかります。かかとを押し出してひざの後ろを伸ばすことで骨盤が立ちやすくなり、腰痛を予防します。

真上に向ける

ひざを伸ばす

指で上の足を押し上げる

2 息を吸いながら右のかかとを前に突き出し、吐きながら両ひざを伸ばして左足を浮かせる。腰・背中を立てて5呼吸キープ。反対側も同様に。

どんなずぼらさんでも座りながら代謝アップ

伸びのついでに **上体ねじり** のポーズ

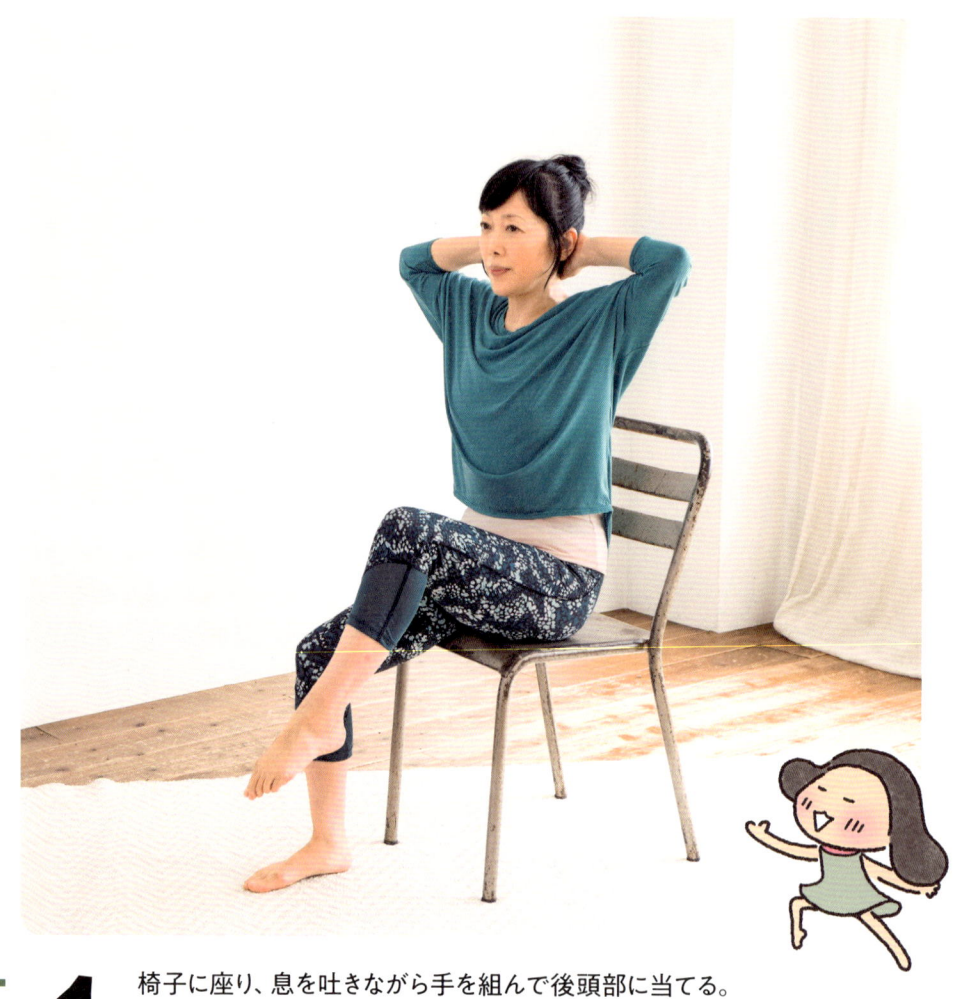

1 椅子に座り、息を吐きながら手を組んで後頭部に当てる。息を吸いながら背筋を伸ばして、左太ももを上げる。

テレビを見ながら、おしゃべりをしながら全身の筋肉が鍛えられるアラフィフの強い味方。食事前や空腹時に行なうと、さらに効果が高まります。

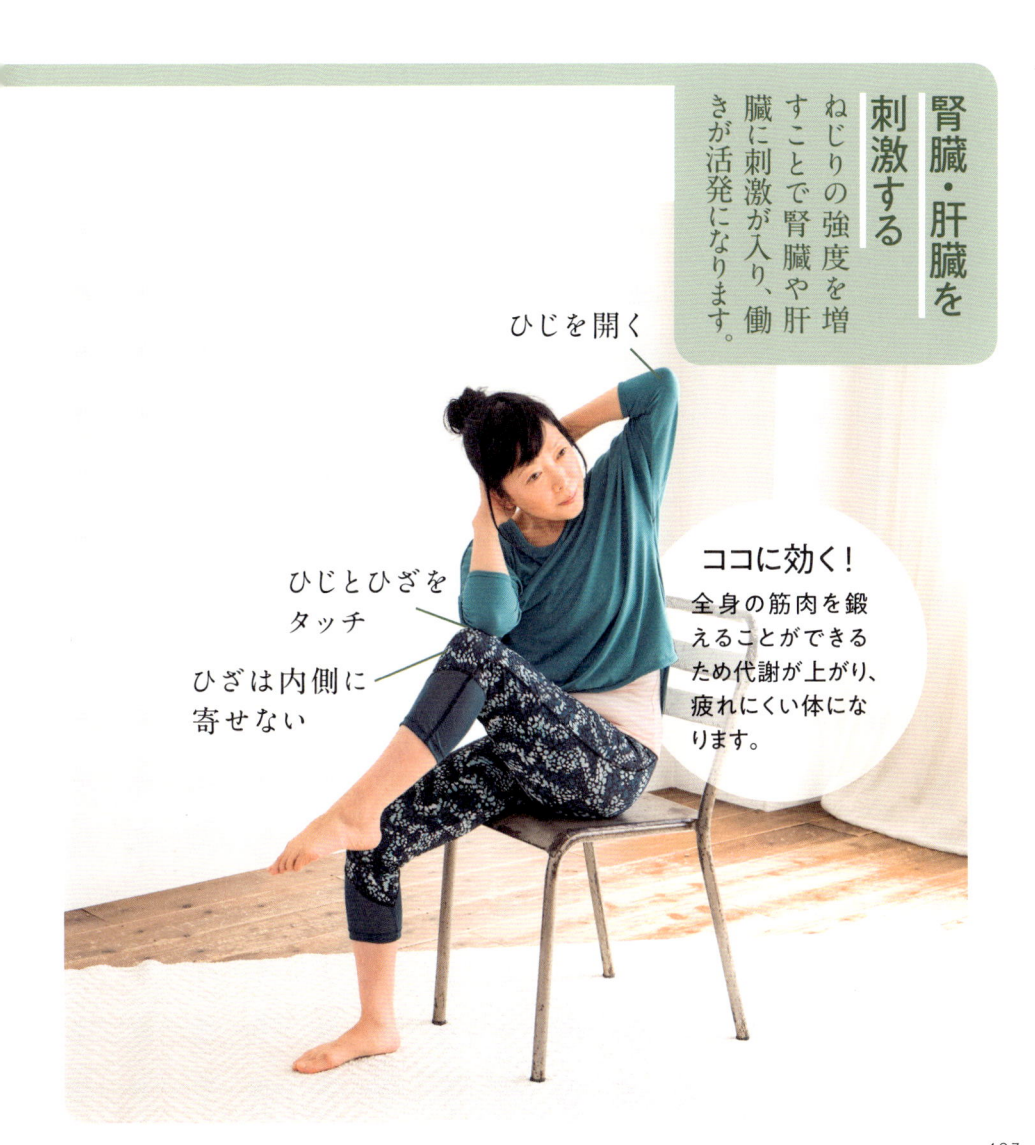

ねじりの強度を増すことで腎臓や肝臓に刺激が入り、働きが活発になります。

ひじを開く

ひじとひざをタッチ

ひざは内側に寄せない

ココに効く！
全身の筋肉を鍛えることができるため代謝が上がり、疲れにくい体になります。

2 息を吐きながら上体を左にひねり、右ひじを左ひざの外側に付けて5呼吸キープ。反対側も同様に。

たるんだ太ももの悩みは
内股から引き締めシェイプ！

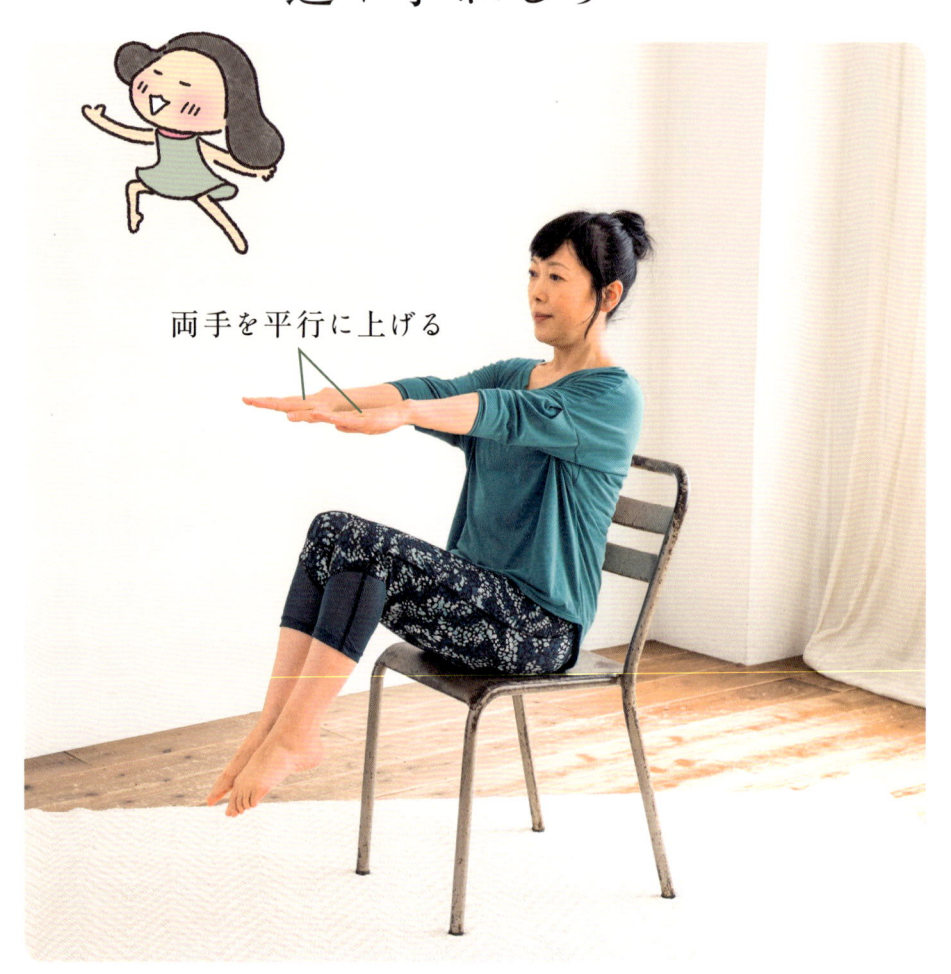

両手を平行に上げる

1 椅子に座り両足を揃えて息を吐く。吸いながら腰・背中を伸ばして太ももを持ち上げ、両手を肩の高さに上げる。

女性の悩みの上位にはいるのが太もも。50代からは太さやハリだけでなく、たるみも加わります。太ももを上げてキープすることでしっかり鍛え、美脚ときれいな立ち姿を手に入れましょう。

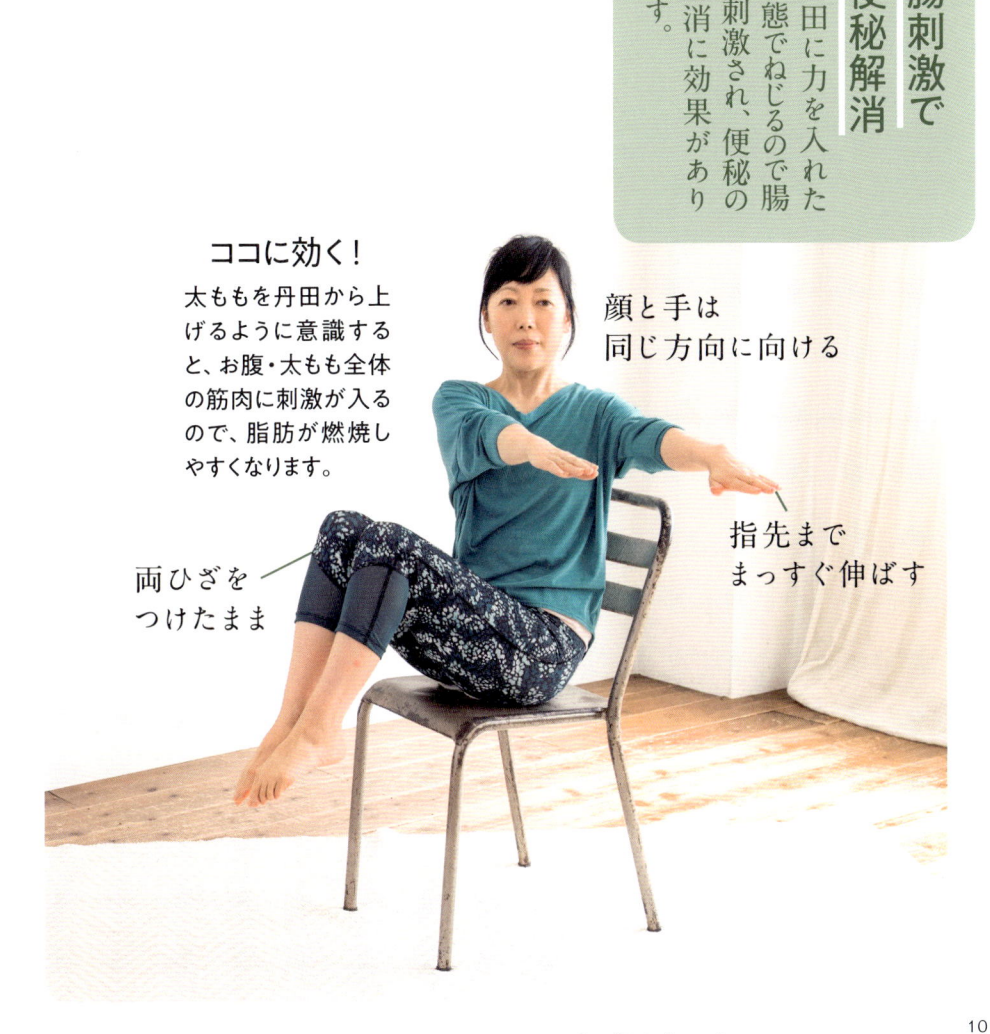

腸刺激で
便秘解消

丹田に力を入れた状態でねじるので腸が刺激され、便秘の解消に効果があります。

ココに効く！
太ももを丹田から上げるように意識すると、お腹・太もも全体の筋肉に刺激が入るので、脂肪が燃焼しやすくなります。

顔と手は
同じ方向に向ける

指先まで
まっすぐ伸ばす

両ひざを
つけたまま

2 息を吐きながら上体を左にねじり、両手と顔を左に向けて5呼吸キープ。反対側も同様に。

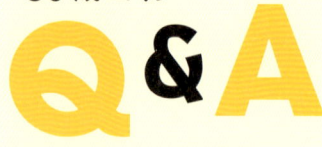

50歳ヨガ Q&A

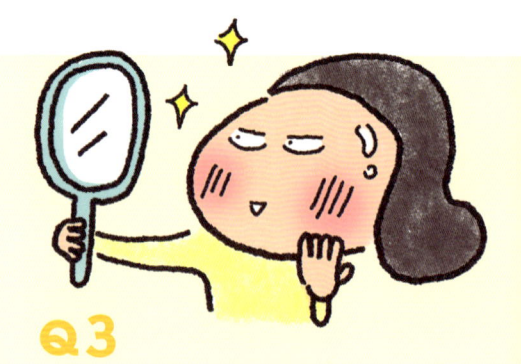

Q1
体が硬いのですが、
ヨガはできますか。

A
大丈夫です。ヨガは自分で負荷を
調節しながら行なうので、体が硬く
てもポーズの効果が得られます。ポー
ズをきれいに完成させることよりも、
気持ちよく体が伸びて呼吸をしてい
ることを感じながら行なえば、必ず
上達します。

Q2
腰痛があるのですが
大丈夫でしょうか。

A
腰痛に限らず痛みがある時には、必
ず医師の診断を仰いでください。ひ
ざ痛や腰痛には動いた方がいい症
状と、安静にしなければいけない症
状があります。どちらか分からない時
は医師に「適度に動かしても構わな
い」と言われてから行なうようにして
ください。

Q3
ヨガはいつやったら
効果的ですか。

A
いつでもかまいませんが、空腹時が
ベストです。また、うつ伏せで行なう
ポーズや体をねじるポーズは食事後
2時間は避けてください。

Q4
水分は飲んだ方が
いいですか。

A
ヨガを行なうと体の血液やリンパ液
の流れがよくなるので、それを効果
的に流すためにも水分は積極的に
摂りましょう。ヨガの前や後だけでな
く、ヨガを行なっている最中も、のど
の渇きを感じたら小まめに飲みます。
飲むものは常温の水や白湯がおす
すめです。

Q5

鼻呼吸ができません。

A

慣れるまでは鼻で吸って口で吐いてもかまいません。息を止めないでポーズをとることが大切なので、最初は呼吸をし続けることを意識して行ないましょう。

Q6

やすらぎのポーズでリラックスできません。

A

脱力することは意外と難しいものです。力を抜こうと意識するより、目を閉じて気持ちよく呼吸をすることを優先しましょう。次第に脱力する感覚がつかめてきます。

Q7

ヨガをやったら前よりだるさが強くなってしまいました。

A

ヨガを続けて行なうと、一時的に体調が悪化したように感じることがあります。これは『好転反応』という、体の中に溜まった老廃物が排出されたり、体の歪みが調整される時に起こる症状。安心してヨガを続けてください。症状が出る期間は数週間から数ヶ月と個人差があります。

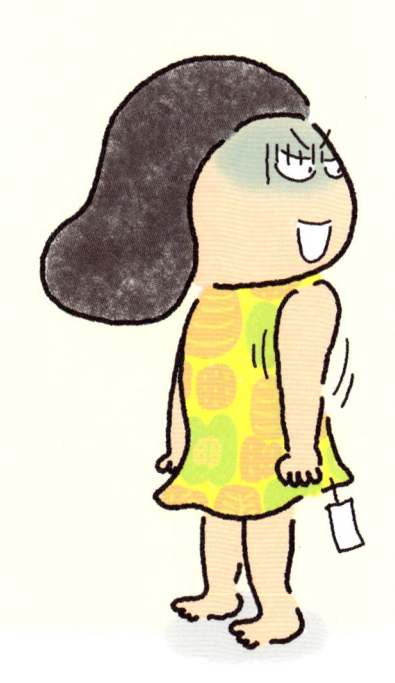

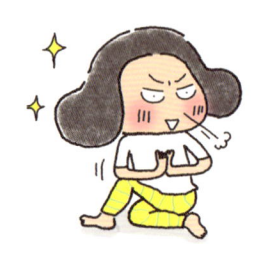

更年期障害も代謝の低下も
自律神経の乱れも怖くない！

50歳からの
ついでヨガ

2019年2月5日　第1刷発行
2020年8月20日　第6刷発行

著者　　深堀真由美（ふかぼりまゆみ）

発行者　佐藤 靖

発行所　大和書房（だいわ）
　　　　東京都文京区関口1-33-4
　　　　tel 03-3203-4511

デザイン　芝 晶子（文京図案室）
カメラ　　O'dango
ヘアメイク　大山陽子
スタイリング　宮崎真純（リックルモア）
イラスト　ふじわらかずえ
　　　　　須藤裕子 [P22]
取材・文　岡田マキ
印刷　　　歩プロセス
製本　　　ナショナル製本

深堀真由美（ふかぼりまゆみ）

宮城県生まれ。35年の指導歴を持つヨガインストラクター。「深堀ヨガスクール」主宰。15歳でヨガを始め、短期大学を卒業後、本格的にヨガを修行し、自分の心身の変化に驚きと喜びを覚え、積極的にヨガの基本でもある呼吸（"吸う。"吐く。）を「丹田呼吸」として、ポーズ（アーサナ）の中に取り入れ、人体全細胞をリフレッシュさせる『ブリーズィングヨガ』を提唱。インドのヨガ協会のインストラクター資格を持つ。1991年、東京・西新宿に「深堀真由美ブリーズィングヨガ教室」を開講。2005年に「深堀ヨガスクール」と改名し、多数の生徒を指導する。心と体のバランスを整えるその指導力には定評がある。著書は50冊。累計200万部を超える。『DVDbook 最速！やさしいダイエット・ヨガ』『DVDbook 深堀真由美の冷えとりヨガ』（ともに大和書房）など。

https://www.f-yoga.com/

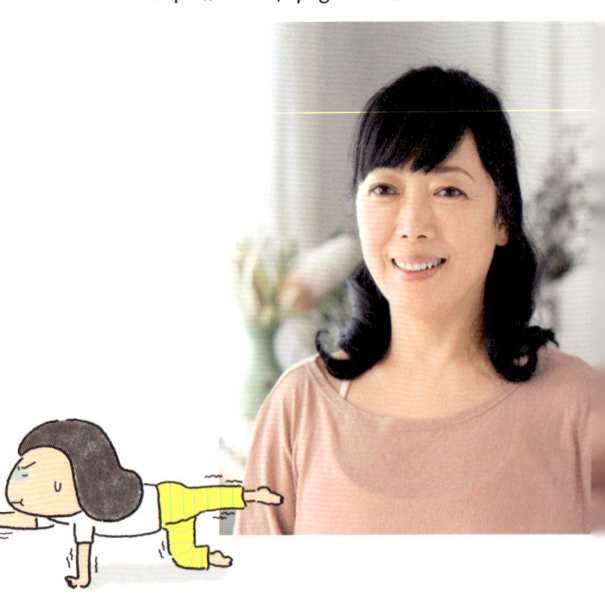